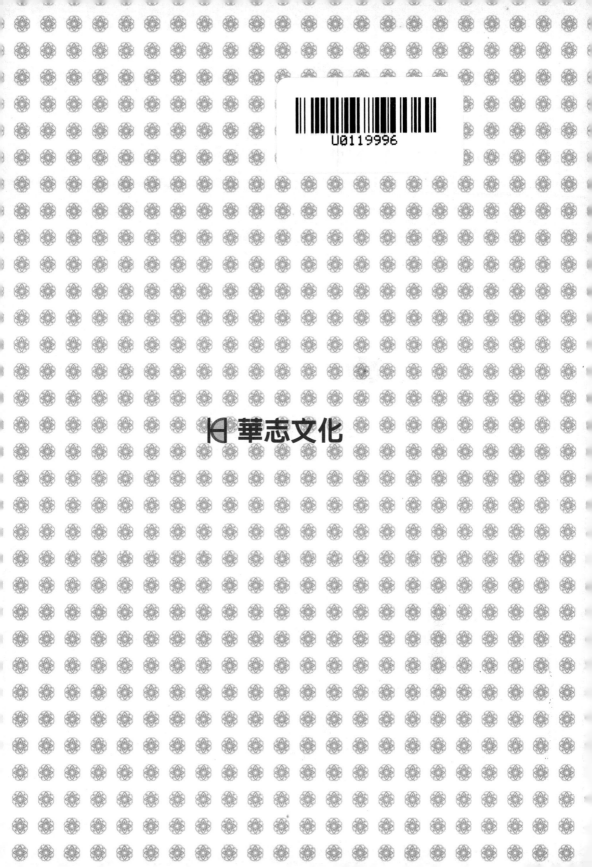

U0119996

華志文化

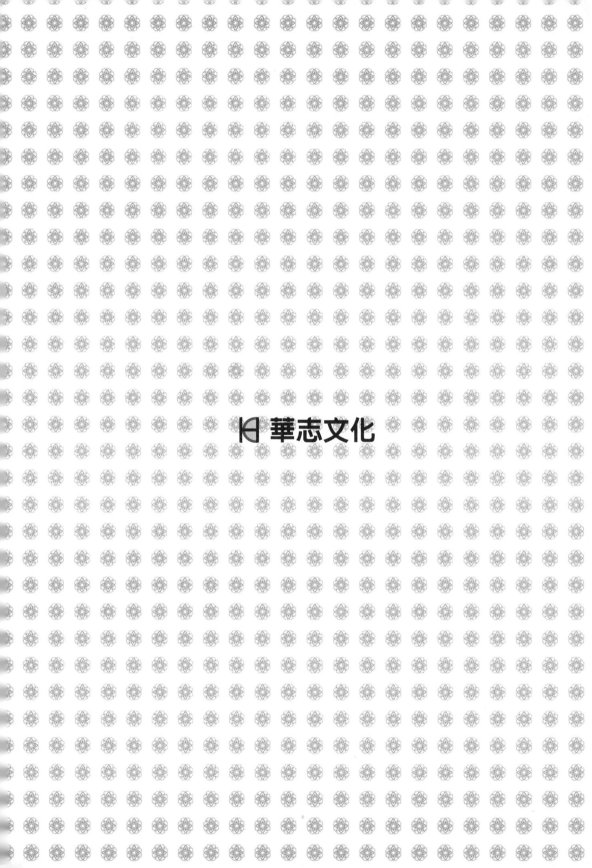

華志文化

很小很小的小偏方：

中老人疾病一掃而光

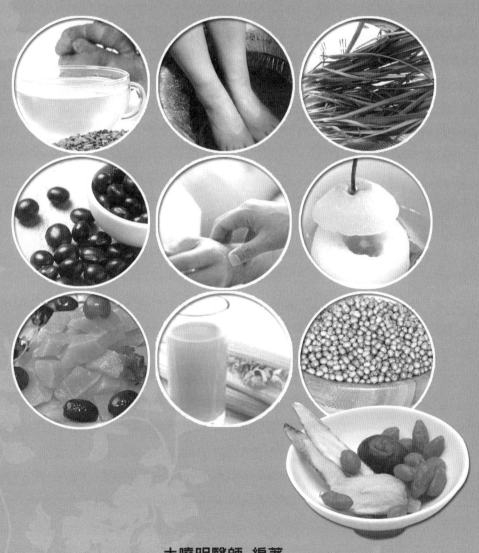

土曉明醫師 編著

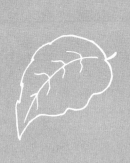

前言 *Foreword*

簡單的中老人疾病小偏方大功效

「人老了，不中用了，不是這毛病就是那毛病，整天藥不離身」，說這些話的遠不只是拄著枴杖的老年人，還有四十出頭的中年人。

隨著人們生活節奏的加快以及老齡化的加劇，中老年人的健康問題日益嚴重，疾病接踵而至：久咳不止、咽喉炎、盜汗、自汗不止、失眠、痔瘡、哮喘、慢性胃炎；腰痠、腿疼、手臂疼痛、肩周炎、骨質疏鬆；尿急、尿頻、尿等待、排尿無力；高血脂、高血壓、高血糖；肝硬化、動脈硬化、心臟病……毋庸置疑，有病了就要治。

但就治病而言，很多患者都有一個盲點：無論大病小病往醫院跑，一些醫生也不管是感冒、咳嗽，還是需要降壓、降脂，這藥那藥開一大堆，錢不少花，結果，幾個療程下來，病情不見好轉。那麼，有沒有少花錢甚至不花錢，還能調治疾病的方法呢？

有的，偏方就是不錯的選擇。所謂偏方，是指藥食（多數是服用起來沒有痛苦的天然調味料和美味食材）不多，卻對某些病症具有獨特療效的方劑。正是本著這樣的出發點，作者廣泛參照，蒐羅、整理了這本小偏方的書，收錄了循環系統、呼吸系統、消化系統、泌尿系統、生殖系統等各類中老年常見病近百種，涉及偏方近500條。

本書在適用族群、選方原則、偏方組成等方面嚴格甄選，從偏方來源上也盡可能多方考證，力圖保證偏方的科學性、權威性，這是策劃、編輯的初衷，也是整理過程中，一以貫之的標準：

❶適用族群：中老年常見病、慢性病、部分初發病及疑難雜症患者。

❷選方原則：見效管用、取材方便、製作簡便，花錢少。

❸偏方組成：綠色療法為標準，生薑、枸杞、雞蛋、核桃、韭菜、黑豆、紅棗等常見食材為主，易找藥材為輔，但並不拘泥於此，為患

者多方考量，還補充加入了實用經穴，以供調治選用。

❹偏方來源：傳統經典醫藥典籍，經過民間千年驗證和作者多年醫療實踐。

急患者之所急，想患者之所想，本書所及的每一種中老年常見病，都盡可能從食療、經穴調治方面加以說明，以盡可能滿足不同病症不同體質患者的治療需要。此外，針對美容、亞健康等問題還收錄了泡腳療法和面膜、眼膜療法等，以引導並滿足養生愛好者健康和美麗的雙豐收。

身為子女者，為父母長輩選購本書，讓他們安享健康，讓健康伴隨夢想一起前行。

王曉明 謹識

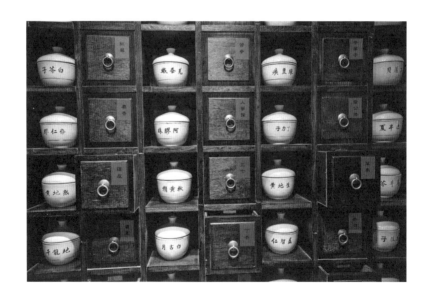

目 錄
Contents

第二章

【呼吸系統】小偏方

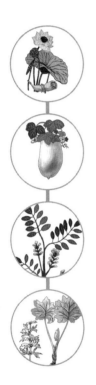

第三章

【消化系統】小偏方

第四章

——【泌尿系統】小偏方

第五章

——【生殖系統】小偏方

第六章

——【筋骨祛病】小偏方

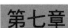

第七章

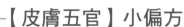

——【皮膚五官】小偏方

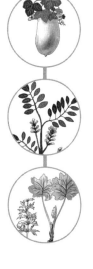

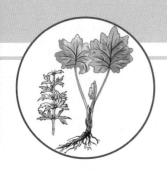

第一章

【循環、血管及神經系統】小偏方

人到中年常常會患上高血壓、冠心病、動脈硬化、脂肪肝、心絞痛等重大疾病，還有些更年期婦女常會感到心情抑鬱、健忘、頭痛、失眠多夢、心神不寧，面對這些問題，很多人會選擇去醫院，但是醫院手續繁雜不說，而且還得排隊等候。其實，防治中老年疾病並不難，只要您能懂得一些防病的小偏方，在家就能控制病症。

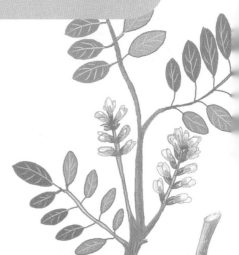

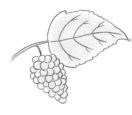

神經衰弱不煩惱，耳穴貼壓療效好

患者小檔案

症狀：精神疲乏、腦力遲鈍、注意力難集中，緊張、易激動、煩惱。

實用小偏方：按摩耳朵，在耳朵上選取神門、枕、皮質下、心、腎等主穴點，外加肝、膽、脾等配穴，將耳朵常規消毒後，將黏有王不留行子的耳貼貼到這些穴位上，兩耳交替貼壓，每天自行按壓3～5次，每穴壓3～5分鐘即可。

張小姐在一家公司從事人力資源工作，工作相對而言不是太辛苦，福利待遇也好。小孩讀國中了，很聽話成績也好。按說，她的生活應該是很舒服的，沒什麼問題才對。可就在去年，因為公司收益不好，上級主管說把一些較閒散的部門集中成一個部門，減少人力浪費，這樣一來就有一批職員面臨失業。這消息宣布後，張小姐就深感焦慮，天天提心吊膽，晚上根本睡不好，稍微有點動靜就驚醒，飯也吃得少，今天這兒痛，明天那兒難受，自己痛苦不說，連帶她先生也給折磨得受不了了，跑來找我，一定要我開個方子，讓她「消消氣」。

我根據張小姐的情況，斷定她患上了神經衰弱。神經衰弱屬於心理疾病的一種，是由於大腦神經活動長期處於緊張狀態，導致大腦興奮與抑制功能失調而產生的精神易興奮的疾病，屬於神經功能性障礙的一種。

中醫學講，心、肝、腎、脾等臟腑功能失調，壓力過大，思慮過多，就會直接傷害脾臟和肝臟，脾的運化能力不足，其他的臟腑就得不到足夠的營養支持而出現氣虛，心氣虛、腎氣虛都源於此；肝藏血，肝臟受傷，血液就會出問題，肝血不足，最直接的症狀就是心煩、易怒。而且肝藏血的功能不足，心血也會失去調養，從而出現各種心神問題，綜合表現出來就是神經衰弱。因此，要想治好神經衰弱一定要以心為主，兼顧脾、肝和腎，調心，最重要是寧心安神。

鑑於張小姐面臨失業的壓力，必然要在工作上更加努力上進，不能請假醫治，所以我給她先生推薦每日進行耳穴按摩，這樣既不會耽誤時間，還能自己治療，且不易被人發現。

　　具體作法❶：在耳朵上選取神門、枕、皮質下、心、腎等主穴點，外加肝、膽、脾等配穴，將耳朵常規消毒後，將黏有王不留行子的耳貼貼到這些穴位上，兩耳交替貼壓，每天自行按壓3～5次，每穴壓3～5分鐘，按壓的時候，稍微有痛感是很正常的現象，按到耳朵有麻脹、發熱的感覺為宜，3～4天換一次藥，換一邊耳朵，10次一個療程，連續治療1個月，就能見效。她先生聽後，苦著臉說：「這樣我還得忍受她一個月的折磨，有沒有快速治療的辦法？」我想了想，感覺如果搭配桂圓芡實粥，可能效果會更好。

　　具體作法❷：取桂圓肉、芡實各20克，糯米100克，外加15克酸棗仁，一起煮成粥，吃的時候用蜂蜜來調味，每天早上當早餐，連服1個月。桂圓可滋補心肺，酸棗仁可安心神，搭配食用可有健腦益智、益腎固精之功效，可治療神經衰弱、智力衰退、肝腎虛虧等病症。對治療中年人因為壓力而導致的心神疲乏、神經衰弱實在是再好不過了。

　　耳穴按摩可疏通經絡，調節氣血，可以說是「內調」的方式。這時候，如果再加上「外補」桂圓芡實粥，雙重作用下，效果會更好，而且還能夠一併掃除其他的小毛病。

　　張小姐先生聽後，萬分感謝，說一定按照這個方法去做。沒多久，張小姐和她先生在社區裡散步，我看她神清氣爽的，於是便問她的身體狀況，她激動地說：「多虧了你的偏方，要不那陣子我都感覺自己要瘋了。」

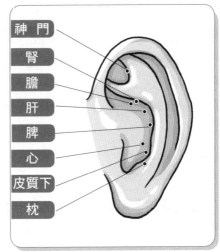

∽老中醫推薦方∝

增效食療方

益智仁紅棗粥

【具體作法】益智仁15克，白朮10克，紅棗5顆，白米80克。將益智仁、白朮、紅棗分別洗淨，放入砂鍋中，水煎成汁，去渣，放入洗淨的白米，熬煮成稀粥即成。

【功效】益氣安神，補氣養血。

酸棗仁遠志粥

【具體作法】遠志10克，酸棗仁（炒）8克，白米80克。將遠志、酸棗仁一同放入鍋中，加4碗清水，水煎成汁，去渣；將白米清洗乾淨，放入遠志酸棗仁汁中，大火煮沸後，轉小火熬煮約30分鐘，成粥後，晾溫，即可食用。

【功效】寧心安神，祛痰開竅，補中益氣。

柏子仁燉豬心

【具體作法】豬心1副，柏子仁10克，薑片、蔥末、低鈉鹽、雞精粉、料理酒各少許。豬心清洗乾淨，橫向切成厚片，放入沸水中汆煮片刻，袪除血腥，撈出，放入砂鍋中，再放入薑片、蔥末、料理酒、柏子仁，加適量清水，煮沸，轉小火燉約30分鐘，豬心軟爛後，加適量低鈉鹽、雞精粉調味即成。

【功效】鎮靜安神，補血養心，潤腸通便。

增效經穴方

【具體操作】用雙手大拇指指端按揉兩側太陽穴30～50次，力道以產生脹痛感為宜。按揉百會穴、四神聰穴各30～50次，力道適中。交替推印堂至

神庭穴30～50次，力道適中。拿捏風池穴、天柱穴各10次，力道輕柔。指揉耳部神門、心、內分泌穴各3分鐘，頻率每分鐘90次，力道以輕柔為主。

【功效】疏通經絡，鎮靜安神，補血養心。

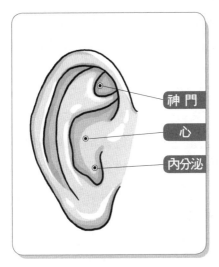

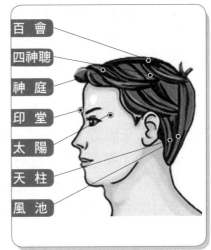

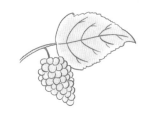

醋泡黑豆，防治冠心病

∞ 患者小檔案

症狀：冠心病，血黏度稠，血管腔阻塞。

實用小偏方：取黑豆500克（如果沒有黑豆，用普通的黃豆也行），醋100CC，將黑豆炒20～25分鐘，不能炒焦，冷後及時裝入玻璃瓶內，加醋浸泡，密封7～10日後即可食用。每日早、晚各食6粒。

　　隔壁張伯伯退休多年，身體一直很硬朗。前天夜裡，突然牙痛得厲害，早晨起床後牙痛還沒能緩解，就到醫院牙科進行查治。經醫生檢查，牙齒既無齲洞、牙周炎，牙齦也不紅腫，一時難以找到牙痛原因，就轉診到內科。醫生詳細詢問病史和檢查後，認為牙痛可能是一種隱性冠心病心絞痛發作反射所引起，建議他做心電圖檢查。

　　檢查結果顯示，張伯伯確實患了冠心病。為了避免心臟的冠狀動脈進一步狹窄，醫生給張伯伯開了降脂藥和阿司匹林，讓他長期吃。但張伯伯胃不好，吃了一段時間後就覺得胃痛，醫生說應該是阿司匹林的副作用，又給他加了胃藥。但總 吃西藥不是辦法，於是張伯伯找到了我，讓我想想別的辦法，治療他的冠心病。

　　我告訴張伯伯，冠心病即冠狀動脈粥樣硬化性心臟病，指冠狀動脈粥樣硬化使血管腔阻塞，導致心肌缺血、缺氧而引起的心臟病。此病的出現跟日常的飲食習慣和生活習慣有很大的關係。日常生活中，除了要合理飲食，不要偏食，不宜過量；注意休息，尤其是要保持足夠的睡眠。心態與情緒方面要舒暢，生活要有規律，以免過度緊張；遇事要心平氣和，講求寬以待人。根據張伯伯的實際情況，我開了一個比較適用的小偏方，讓他回去以後多服用。

　　具體作法：取黑豆500克（如果沒有黑豆，用普通的黃豆也行），醋100CC，將黑豆炒20～25分鐘，不能炒焦，冷後及時裝入玻璃瓶內，加醋

浸泡，密封7～10日後即可食用。每日早、晚各食6粒。這個方法不僅能防治冠心病，還能降壓降血脂，具有多重保健作用。

張伯伯用這個偏方，連吃了3個月，病情得到了控制，人也精神多了。這則方子為何有此奇效呢？

原因一是豆類富含亞油酸、亞麻酸、異黃酮等成分，營養價值極高。特別是異黃酮成分，可以降低血脂，抑制平滑肌細胞的增殖，避免動脈血管上的斑塊進一步增大；還能抗血小板聚集，避免血栓形成，具有類似阿司匹林的效果。正是因為有這些好處，臨床上已經研製了從大豆裡提取異黃酮製成的藥品豆苷元片，用於治療冠心病。

另一個原因是，豆子用醋泡過之後，能顯著提高其中不飽和脂肪酸的含量，所以更有保健意義。而黑豆與黃豆相比異黃酮含量更高，這就是為什麼泡醋豆首選黑豆。

溫馨提醒

統計資料證實，不喝茶的冠心病發病率為3.1％，偶爾喝茶的為2.3％，常喝茶的（喝3年以上）只有1.4％。因此，日常生活保健中就要注意多喝茶，少喝酒、少吸菸。

❀老中醫推薦方❀

增效食療方

麥冬薏仁粥

【具體作法】麥冬、生地黃各25克，薏仁50克，生薑10克，白米80克。白米洗淨；生薑洗淨，切片；薏仁洗淨，與麥冬、生地黃、薏仁、薑片一同放入沙鍋中，加適量清水，水煎成汁，去渣，放入白米繼續熬煮成粥即成。每日1劑，分服2次。

【功效】滋補心腎。用於治療心腎陰虛型冠心病所引起的頭暈耳鳴、心胸

隱痛、心悸盜汗等不適症狀。

🦅 參歸鵪鶉蛋湯

【具體作法】紅參、當歸、丹參各5克，鵪鶉蛋8～10顆，蝦米2～5克，低鈉鹽、麻油各適量。將紅參、當歸、丹參同煎成藥汁，去渣取汁；將鵪鶉蛋打入碗中，入藥汁拌勻，加入蝦米、低鈉鹽、麻油，上籠蒸熟即成。每日1次，7～10天為1個療程。

【功效】溫陽祛寒，化瘀止痛。用於治療寒凝心脈型冠心病，緩解胸悶心悸、肢體寒冷等不適症狀。

🦅 毛冬青豬蹄湯

【具體作法】毛冬青80克，豬前蹄1個，低鈉鹽少許。將毛冬青洗淨，切碎；豬蹄在火上稍烤一下，去毛，洗淨，剁成小塊；將毛冬青和豬蹄一同置於鍋中，加水適量，大火煮沸後，轉小火燉約1小時，豬蹄熟爛後，撈出藥渣，加低鈉鹽少許調味，即可食用。

【功效】益氣活血，舒筋通絡。治療心血瘀阻型冠心病，緩解心悸胸悶、氣血瘀阻症狀。

增效運動方

【具體操作】

❶原地踏步：提腿踏步，腿高度由低到高，再由高到低（30～60秒鐘）。

❷扠腰呼吸：直立，兩手扠腰成預備姿勢。然後挺胸，兩肘向後，吸氣；縮胸，兩肘稍向前靠，呼氣。一吸一呼為1次，做8～16次。

❸盤膝壓腿：兩腿併攏，膝微屈，兩手扶膝成預備姿勢。繞膝，先順時針方向，再逆時針方向，各繞膝10圈；左弓步，兩手扶左膝向下壓腿3～5次；右弓步，用手下壓右膝3～5次。

❹野馬分鬃：兩腳開立同肩寬，兩臂自然下垂成預備姿勢。左腿向左

前成弓步，同時舉左臂與肩平（掌心向側，眼視左手），右手在腹前（掌心向下）；身體向右方向轉時，左手翻掌下落和右手上提中呈抱球狀；身體重心過渡到右腿時呈右弓步，右臂上舉與肩平（掌心向側），右手放在腹前（掌心向下），眼看右手。向左轉。如此左右重複10次。

❺雙手托天：直立，兩臂前平屈，手指相對，掌心向上成預備姿勢。兩手經體側上舉過頭（掌心向上，手指相對），吸氣；還原成預備姿勢，呼氣。連做2個8拍。

【功效】運動可使肌肉血管纖維逐漸增大增粗，冠狀動脈的側支血管增多，血流量增加，管腔增大，管壁彈性增強，有利於保護心肺功能。

大蒜療法，治療高血脂症最簡便的方法

患者小檔案

症狀：高血脂症。

實用小偏方：取紫皮大蒜50克，陳粟米100克。先將紫皮大蒜剝去外皮，洗淨後切碎，剁成蒜蓉，備用。陳粟米清洗乾淨，放入砂鍋內，加水適量，用大火煮沸後，改用小火煨煮至粟米酥爛。待粥將成時，調入紫皮大蒜蓉，拌和均勻即成。

老郭是我的一位患者，他以前在一家公司做銷售經理，經常忙到10點以後才回家，週休假日也不休息，赴飯局、陪客戶是常事。結果糟蹋了身體不說，還讓自己變成了大胖子，妻子擔心他患上「三高」，於是便讓他辭去工作，換個較輕鬆的工作。

最近，在體檢時老郭被查出「三酸甘油2.48毫摩爾/升」（=446mg/dl毫克／升），超過了正常值很高。自從被宣判為「高血脂族」以後，他才發現，身邊跟他同病相憐的「難兄難弟」還真不少，飯局多、工作量大、缺乏運動、吸菸喝酒是他們的通病。

【註】1mmol（毫摩爾）葡萄糖就是180mg（毫克）

講到這裡，我要說一句，大量的研究資料和臨床實踐證明，高血脂症與動脈粥樣硬化的形成和發生發展有著極為密切的關係。而動脈粥樣硬化正是包括冠心病、腦中風在內的心腦血管疾病發病的基礎。不僅如此，高血脂症還是高血壓、糖尿病、腎臟疾病、甲狀腺功能減退的臨床表現。這些「黑色同盟軍」一旦聯手，將進一步危害人體健康。

因此，如果你有和老郭一樣的飲食習慣，且缺乏運動，最好每半年或一年進行一次血脂檢查。一旦發現自己患有高血脂症，就得想方設法控制住病情。那麼，如何控制病情呢？很多人都知道，多吃魚，特別是海魚，能攝取裡面豐富的不飽和脂肪酸，有降血脂和預防動脈硬化的效果。

但一般人可能不知道，大蒜及大蒜製劑一樣能有效地降低血清總膽固醇和三酸甘油指數，是防治動脈粥樣硬化的重要食物之一。陳大蒜更能有效地防止高膽固醇飲食所引起的家族性血清總膽固醇指數升高。因此，我勸老郭不妨試一試用大蒜療治，也許會收到意想不到的功效。

具體作法：

❶取紫皮大蒜50克，陳粟米100克。先將紫皮大蒜剝去外皮（剝大蒜之前，用水把整個蒜頭泡過，去皮就很容易了）。洗淨後切碎，剁成蒜蓉，備用。陳粟米清洗乾淨，放入砂鍋內，加水適量，用大火煮沸後，改用小火煨煮至粟米酥爛。待粥將成時，調入紫皮大蒜蓉，拌和均勻即成。每日1次，對濕熱內蘊、氣血瘀滯型高血脂症伴糖尿病患者尤為適用。

❷取大蒜50克，新鮮白蘿蔔1根。先將大蒜頭細切碎末，白蘿蔔削皮後切細絲，用細鹽稍醃一下，擠去水。將蒜末與蘿蔔絲拌勻，放入小碗內，然後加入生抽（陳年醬油的一種）、香油，或少許綿白糖，和勻後當做早晚吃稀飯時的小菜，既鮮美可口，又可治療高血脂症。

老郭回去後保持每天用上面的食療方，連續三週以後，他就明顯感覺精神好多了，昨天體檢，他拿著體檢表一看，血脂指標都恢復到正常水準了。

❦老中醫推薦方❧

增效食療方

🍲 苦瓜炒豆芽

【具體作法】苦瓜、綠豆芽各200克，植物油10CC，鹽3克，白醋5～10CC。將苦瓜洗淨，挖去瓜瓤及子，切成絲，用少許鹽撒在瓜絲上略醃一下；綠豆芽用清水泡兩遍，瀝乾水分。炒鍋內放入植物油，油熱後倒入苦瓜略加翻炒，再入綠豆芽，炒至豆芽稍變軟，即可倒入白醋，炒勻即可出鍋裝盤。還可酌加些白糖，成糖醋味；對喜食甜的人較適合。

【功效】利水化濕，降脂降壓，降火開胃。綠豆芽有祛火解毒之效。苦瓜

所含的纖維素和果膠可加速膽固醇在腸道的代謝，以排泄、降低血中的膽固醇。

核桃仁鮮蝦炒韭菜

【具體作法】韭菜250克，鮮蝦150克，芝麻油15CC，核桃仁50克，低鈉鹽3克，黃酒、蔥、薑各適量。韭菜擇洗乾淨，切成3公分左右長的小段；蝦剝去殼洗淨；蔥、薑洗淨分別切成段、片。將鍋置於火上，放入芝麻油，把蔥入鍋煸香，再放入核桃仁、蝦仁、黃酒，並連續翻炒，至蝦熟，加入韭菜，再翻炒片刻，加低鈉鹽調味後即成。

【功效】健腦，補腎，助陽。適宜於高血脂症患者食用。

芹菜炒豆腐乾

【具體作法】芹菜250克，豆腐乾50克，低鈉鹽、雞精粉、植物油、蔥、薑各少許。芹菜洗淨切成段，豆腐乾切成絲備用。鍋中加植物油少許，燒至七分熱，將芹菜、豆腐乾放入鍋內煸炒至芹菜熟透，同時放入低鈉鹽、雞精粉等調料即成。

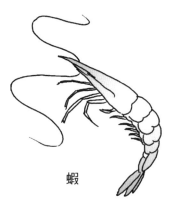

蝦

【功效】清熱解毒，平肝息風。適宜於各種類型高血脂症，尤其適宜中老年高血脂症伴高血壓病患者食用。

增效經穴方

【具體操作】取關元穴、豐隆穴、懸鐘穴、足三里穴，採用艾條溫和灸，每穴15分鐘，每日1次，共灸30天。也可用艾炷灸，每穴灸5～7壯，20次為1個療程。然後，再取脾俞穴、肝俞穴、豐隆穴、內關穴、足三里穴、三陰交穴、中脘穴。採用艾條溫和灸法，每次取3～5穴，各灸10～15分鐘，每日或隔日1次，15次為1療程。或採用艾炷隔薑灸，薑片中穿數孔，薑片上放艾炷施灸，每次取3～5穴，各灸3～5壯，每日或隔日1次，15次為1個療

程。

【功效】平肝息風，疏通血脈，降脂降壓。

❶ 中脘穴　在上腹部，前正中線上，當臍中上4寸。

❷ 關元穴　在下腹部，前正中線上，當臍中下3寸。

❸ 內關穴　在前臂掌側，當曲澤與大陵的連線上，腕橫紋上2寸，掌長肌腱與橈側腕屈肌腱之間。

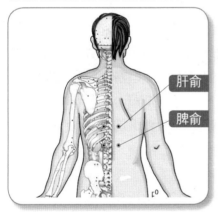

肝俞

脾俞

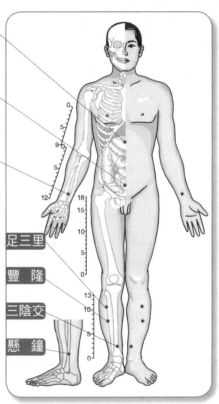

足三里

豐　隆

三陰交

懸　鐘

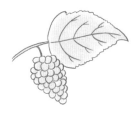

動脈硬化，試試玉竹湯軟化血管

患者小檔案

症狀：動脈硬化、下肢出現麻木、痠痛感，不能自由行走。

實用小偏方：❶常飲玉竹湯，玉竹12克，白糖20克。加水煮熟，飲其湯，食其藥，日服1劑。❷常做康復運動，逐漸增強運動強度。

動脈硬化是動脈的一種非炎症性病變，可使動脈管壁增厚、變硬，失去彈性，管腔狹小。動脈硬化是隨著人年齡增長而出現的血管疾病，其規律通常是在青少年時期發生，至中老年時期加重、發病。男性較女性多，近年來本病逐漸增多，成為老年人死亡主要原因之一。

吳女士是一位動脈硬化患者，她患高血壓有10餘年了，血壓波動在150/90毫米汞柱左右，還患有第2型糖尿病，每日吃藥就如同吃飯一樣。去年，吳女士突發一次心臟病，雖然搶救過來了，但身體出現的麻痺症狀，小腿部疼痛，右足發涼，麻木。醫生說，可能是冠心病的後遺症。後來，經雙下肢動脈彩超檢查發現：雙下肢動脈內多發斑塊形成，雙側股淺動脈及膕動脈管腔狹窄，右側脛前動脈血流迂曲、斷續，足背動脈未見明顯血流信號。診斷為下肢動脈硬化閉塞症。

醫生建議住院治療，於是吳女士便每天遵醫用藥，雖然療效不錯，但花費太高，當吳女士症狀有所好轉後，便要求出院回家休養。醫生擔心吳女士病情反覆，於是開了許多軟化血管的藥，這樣一來，吳女士每天吃的藥比飯還多，身體哪能吃得消啊。兒子也為母親的病擔心，整天憂心忡忡的，後來，經朋友介紹，說我這裡可能有軟化血管的偏方，不妨讓他媽媽來我這裡看看。

吳女士便在兒子的陪伴下，來到了我的診所，我瞭解了吳女士的情況後，推薦她常飲玉竹湯。

具體作法：玉竹12克，白糖20克。加水煮熟，飲其湯，食其藥，日服1

劑。主治動脈硬化。玉竹味甘，性平，歸肺、胃經。可滋陰潤肺，養胃生津，玉竹中所含的維生素A，具有軟化血管的功效，而所含的皂甙，具有強心功能。

此外，我還給吳女士制定了一個療程的康復訓練表，這樣吳女士在家就可以做康復鍛鍊，這對治療冠心病也很有幫助。

時間 （發病起算）	運動安排參照
第2～3天	抬高床頭45度，持續15～30分鐘
第4～7天	床上伸展上肢5次，伸展下肢5次，做深呼吸5次。每天完成2套
第2週	在床上直立靜坐，每天2次，每次5～10分鐘；可在床上或床邊坐位洗臉、吃飯；坐椅子，每天2次，每次5～10分鐘；床邊站立每天2次，每次5～10分鐘；床邊走動，每次10～20步，每日2次：室內步行，每次10～20步，每日2次
第3週	病區走廊步行，從每日1次，不超過50公尺開始，每日遞增，至週末時達到300～500公尺，行走不要求速度，可以自由速度步行
第4週	在室外步行，每日步行2次，週末時應能在步行中上下1次二層樓，4週之後根據醫生對病情的把握，測算出適合自己的運動量，選擇步行、慢跑、騎車、游泳等動態型運動（避免舉啞鈴、搬重物、比腕力等靜態型運動）進行後期的康復鍛鍊

吳女士聽後，說一定按照方子做。大概一個月後，當我再見到這對母子時，吳女士已經能在診所裡自由走動了，腿也不再麻木、疼痛了，而且雙足發涼症狀有所減輕，行走距離明顯延長。

∞老中醫推薦方∞

增效食療方

木耳拌黃豆芽

【具體作法】黃豆芽300克，水發黑木耳200克，香油、低鈉鹽、雞精粉各適量。黃豆芽洗淨，放入開水鍋中，汆燙至斷生，不能焯爛，以保持脆嫩，撈出；黑木耳擇洗乾淨，切絲，放入開水鍋中焯透、變脆。黃豆芽和黑木耳均放入盤內；再放香油、低鈉鹽、雞精粉等拌勻食用。

【功效】黃豆芽可清熱利濕，健脾消腫；黑木耳可補氣益智，活血潤燥，軟化血管，搭配食用可治療動脈硬化，緩解高血壓、冠心病等症。

山楂合歡粥

【具體作法】生山楂15克，合歡花30克（鮮品50克），白米60克，白糖適量。將山楂、合歡花一同煎煮，留汁去渣，放入清洗的白米煮粥，粥熟加糖，稍煮片刻粥熟即可。每日早晚2次，溫熱服食。

【功效】安神解鬱，舒筋活血，化瘀除積，促進血液循環，軟化血管。

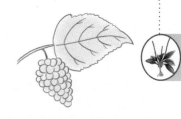

抑鬱不算病，一杯參茶來助興

患者小檔案

症狀：抑鬱症，常出現情緒低落、悲觀等情緒。

實用小偏方：❶人參茶，取人參片3克，以沸水沖泡，加蓋悶約15分鐘，即可頻飲，每日1劑。❷服用魚肝油。

老百姓常說「家家有本難念的經」，這句話可一點也沒說錯，前幾日，一位劉女士來我診所看病，進門時，劉女士一臉的委屈，說自己很痛苦。我有些納悶，便與劉女士聊了起來，得知劉女士也算是位成功女性，有一份不錯的工作和穩定的收入，兒子正在上大學，老公也在一家前景不錯的公司做部門經理，鄰居們見了，都說劉女士有福氣。殊不知劉女士並不像外人看到的那樣幸福，她工作壓力很大，情緒很低落，再加上快進入更年期，心裡非常煩躁，老公還時常出去喝酒，因此他們經常吵架鬥嘴，所以她對生活感到悲觀，有時甚至感到很痛苦。她也曾去看過心理醫生，醫生告訴她患上了抑鬱症，而且她性格內向，不喜歡跟陌生人談論自己的私事。我瞭解情況後，她吞吞吐吐地問我有什麼方法能幫助她。

抑鬱症是一種常見的精神疾病，患者常會出現情緒低落，興趣降低，思維遲緩，缺乏主動性，自責自罪，飲食睡眠差，擔心自己患有各種疾病，感到全身多處不適，嚴重者可出現自殺念頭和行為。常發生在生活壓力大、無處疏洩、得不到家庭的溫暖、性格內向的人身上。而劉女士正是如此。我看著劉女士的樣子，給她推薦了一個簡單的方法。

具體作法：每天一杯參茶。取人參片3克，以沸水沖泡，加蓋悶約15分鐘，即可頻飲，每日1劑。人參具有治療心情煩躁、抑鬱等精神症狀的功能，人參中含有人參皂苷，人參皂苷對腦神經細胞有興奮作用，對腦缺氧損傷的神經細胞有保護作用，還能促進神經細胞之間的傳遞，增強學習和記憶能力。

因此，每天喝杯參茶不僅可以提神醒腦，而且對緩解抑鬱症是非常有效的。劉女士聽後，心情似乎好了一些，說回家一定試試。我看著她準備要走，還特別囑咐她，心情不好的時候可以找人聊聊天，平時要注意睡眠，可以加服一些魚肝油，這樣既可補充營養，還能強健身體。

劉女士回去後，買了一些參茶和魚油，持續每天服用，過了一些日子，抑鬱的症狀就消失了，整個人氣色也好多了，工作效率也更高了。於是，興奮地給我打來了電話，特意表示感謝。

❦老中醫推薦方❧

增效足浴方

❧ 青皮柴胡足浴方

【具體操作】青皮、柴胡各60克，枳殼20克。將上藥加清水適量，煎煮30分鐘，去渣取汁，與2000CC開水一起倒入盆中，先薰蒸，待溫度適宜時泡洗雙腳，每天1次，每次薰泡40分鐘，10天為1療程。

【功效】理氣通絡，疏肝解鬱。適用於情緒抑鬱、兩脇脹痛等症。

❧ 石菖蒲女貞子足浴方

【具體操作】石菖蒲、女貞子、旱蓮草、白芍各13克，酸棗仁18克，白朮、川芎、玫瑰花各9克。將上藥加清水適量，浸泡20分鐘，煎數沸，取藥液與1500CC開水同入腳盆中，趁熱薰蒸，待溫度適宜時泡洗雙腳，每天2次，每次40分鐘，15天為1療程。

【功效】疏肝解鬱。適用於心煩意亂、情緒抑鬱等症。

❧ 地榆三皮足浴方

【具體操作】地榆、五加皮、合歡皮、柴胡各22克，丹皮、元胡各18克，當歸、杜仲、遠志各9克。將上藥加清水適量，煎煮30分鐘，去渣取汁，與2000CC開水一起倒入盆中，先薰蒸，待溫度適宜時泡洗雙腳，每天早、晚

各1次，每次薰泡40分鐘，10天為1療程。

【功效】疏肝解鬱。適用於情緒憂鬱、心煩意亂、失眠多夢等症。

二芍柴胡足浴方

【具體操作】赤芍、白芍、柴胡、生地、茯苓各18克，當歸15克，蒼朮、甘草各10克。將上藥加清水適量，煎煮30分鐘，去渣取汁，與2000CC開水一起倒入盆中，先薰蒸，待溫度適宜時泡洗雙腳，每天1次，每次薰泡40分鐘，10天為1療程。

【功效】疏肝解鬱，健脾和營。適用於心情抑鬱、兩脅脹痛等症。

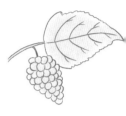

歸脾湯加按摩，治好你的胸痺心痛

患者小檔案

症狀：胸痺心痛。
實用小偏方：❶歸脾湯，白朮、當歸、白茯苓、黃耆（炒）、龍眼肉、遠志、酸棗仁（炒）、人參各3克，木香2克，甘草（炙）1克。水煎成汁，每日1劑，分成2～3次服完。❷經穴按摩，取後背的至陽穴、前胸的膻中穴、腹部的關元穴和手臂上的間使穴，這些對緩解心痛都是非常有效的穴位。每天盡可能多地按揉這四個穴位，每次不少於10分鐘，心口痛的症狀就能有所改善，進而逐步消失。

　　一天，晚飯後，我陪老爸老媽在社區的花園散步，碰見愛看《紅樓夢》的王大姐，她說最近她怎麼感覺自己像書中的林黛玉似的常常皺著眉頭，手按胸口，雖然惹人憐愛，但總感覺一副生了大病的樣子。我一聽心裡有些擔心，因為捧心蹙眉，說明心臟有不適感，感到胸痺心痛，這是心絞痛的徵兆。

　　中醫認為，胸痺心痛是由正氣虧虛，或者寒凝、痰濁、氣滯、血瘀等毒邪侵入人體，阻塞心脈，致使心中陽氣不足、氣血不暢而引發的。患者常常出現左胸部悶痛，甚至疼痛直達背部，並伴有心悸、氣短、呼吸不暢，乃至劇烈喘息、睡覺時不敢平躺、面色蒼白、不時冒冷汗等情況。《黃帝內經》中說「心為氣血所養」，也就是說如果一個人本來就氣血虧虛，再碰到外邪干擾，尤其是情志所傷，就會出現心脈阻塞。

　　王大姐話還沒說完，我趕緊對她說，先別看這些太悲情的電視劇了，你這胸痛心痛的毛病有可能是心絞痛。我建議她最近有空去醫院做一些心臟方面的檢查。她聽說是心絞痛，也不敢怠慢，第二天就請假去了醫院。過了幾天檢查結果出來了，還好心臟的問題不嚴重，就是因為氣血不通、心脾兩虛，再加上她最近總看一些過於悲情的電視劇，導致心痛胸痺。瞭

解情況後，我推薦王大姐服用一段時間的歸脾湯。

具體作法❶：白朮、當歸、白茯苓、黃耆（炒）、龍眼肉、遠志、酸棗仁（炒）、人參各3克，木香2克，甘草（炙）1克。水煎成汁，每日1劑，分成2～3次服完。可養血安神、補心益脾，緩解心痛、胸痹不適症狀。此外，如果能搭配中醫經穴按摩療法來打通筋絡，治療效果會更好。

具體作法❷：取後背的至陽穴、前胸的膻中穴、腹部的關元穴和手臂上的間使穴，這些對緩解心痛都是非常有效的穴位。每天盡可能多地按揉這四個穴位，每次不少於10分鐘，心口痛的症狀就能有所改善，進而逐步消失。

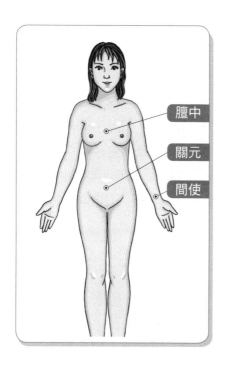

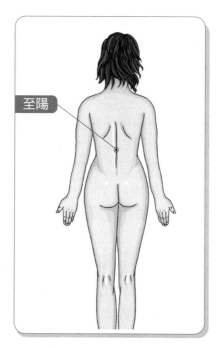

☙老中醫推薦方ↄ

增效食療方

蘋果丹參汁

【具體作法】蘋果2個，羊奶、豆漿各100CC，丹參20克，紅糖適量。蘋果洗淨，去核切成小塊，用果汁機中絞成漿汁，待用；丹參水煎取汁，入其餘各味和勻煮沸煮熟即可。每日1劑，分2次服用，可常用。

【功效】益氣活血，化瘀通脈，去脂降壓。緩解胸痺、心痛、喘不上氣等不適症狀。

芹菜炒鱔片

【具體作法】黃鱔120克，西瓜翠衣（西瓜皮）150克，芹菜180克，薑、蔥、蒜蓉各少許。黃鱔，去腸臟、骨、頭，洗淨，用沸水焯去血腥，切成片，西瓜翠衣洗淨，切條；芹菜去根、葉，洗淨，切段，全部放入熱水中汆燙一會兒，撈起備用。起鍋下麻油，下薑、蒜蓉及蔥炒香，放入鱔片，炒至半熟時放入西瓜翠衣、芹菜翻炒至熟，調味，勾芡，略炒即成。

【功效】滋陰平肝，清熱消暑。緩解動脈粥樣硬化引起的頭痛眩暈、心悸、胸痺心痛等症狀。

油燜枳實蘿蔔

【具體作法】枳實10克，白蘿蔔400克，蝦米50克，蔥末、薑絲、鹽、豬油各少許。將枳實水煎成汁，取汁去渣；將白蘿蔔洗淨，切塊，用豬油煸炸，加蝦米，澆藥汁適量，小火煨約30分鐘，爛熟時，加入蔥末、薑絲、鹽拌勻，即可食之。

【功效】疏肝理氣，化痰散痞，破氣消積。緩解頭暈心悸、胸痺心痛等症狀。

健忘了，動動手比冥思苦想更有效

患者小檔案

症狀：健忘，記憶力減退，有時會出現突然大腦空白症狀。

實用小偏方：解繩操：找一根長50～60公分筷子粗的繩子，打上20個結，有空的時候再將繩結一一解開。注意，重點就在這解繩結上面了，要求分別用雙手拇指、食指解5個結；拇指、中指解5個結；拇指、無名指解5個結；拇指、小指解5個結。每個手指頭都刺激到，而且不能用指甲，要用指肚解結。

人們常說「貴人多忘事」，而這在醫學中稱為「健忘」。健忘症，是指日常生活中記憶力差、遇事易忘等情況，比如有些人出門總忘了帶鑰匙；手機明明就在手邊，可是滿世界亂找；剛剛放好的錢包，轉過身就忘了放哪兒；進屋想拿東西，卻不記得想拿什麼。

在我的患者中有一位法官，他姓林，他就患上了健忘症。一次，他來診所問我，健忘該如何治療？我當時有些好奇，一般人都不會把健忘當回事，而他卻很在意。他告訴我，一次他到外地審理案件，可是到了當地之後，自己大腦突然一片空白，彷彿忘記了自己是來做什麼的了，於是只好讓身邊的同事代替自己審理。事後，上司對自己也很有意見，並叫去訓斥了一頓，說以前自己是個出口成章、下筆千言的好法官，怎麼臨近退休了，出這樣的事。

其實，他也是一肚子委屈，心裡十分沮喪，感覺自己真的老了，不中用了。回到家，雖然家人勸他別想太多，但他還是想知道為什麼。後來，看書得知這是健忘症，於是便來到了診所，想請我幫他想想辦法。我瞭解情況後，我讓他先去醫院做一個詳細的腦部檢查，再來診所。大概過了兩週，林先生拿著檢查結果來找我，說自己可能患上了腦血栓，給他開了治療的藥。他一臉愁眉不展的樣子，擔心自己會發展成老年癡呆症，於是我

安慰了他一下，告訴他，只要他持續服藥，並做一些鍛鍊，他的健忘症是可以治好的。

中醫認為，心脾氣虛、心腎不交、肝鬱血瘀等都有可能引發健忘。而西醫認為是大腦皮質功能軟化、神經衰弱、腦動脈硬化、腦萎縮等原因造成，發作時，會出現記憶力衰退或記憶中斷等症狀。但我認為，健忘多由於氣血兩虛，心腦等器官長期得不到足夠的滋養，稍有風吹草動，就會引發各種各樣的問題；同時有的人心事重，凡事都要思前慮後，遇到想不通的地方，也沒有人可以傾訴，鬱結在心裡，久而久之就出現了問題。

因此，患上健忘症，與其冥思苦想的擔心，不妨常動動手，做做解繩操。

具體作法：找一根長50～60公分筷子粗的繩子，打上20個結，有空的時候再將繩結一一解開。注意，重點就在這解繩結上面了，要求分別用雙手拇指、食指解5個結；拇指、中指解5個結；拇指、無名指解5個結；拇指、小指解5個結。每個手指頭都刺激到，而且不能用指甲，要用指肚解結。仔細觀察你就會發現這是在刺激手指上的十宣穴，可產生提神、醒腦、開竅的作用。

但需要注意的是，最開始練習時，繩結打得要鬆些，等動作熟練以後，慢慢將繩結打緊，以強化手指頭的鍛鍊。這招我也是跟一位80多歲的老人家學來的。這位老人滿頭白髮，但精神很好，耳不聾眼不花，思維清晰，絲毫不遜於年輕人，老人告訴我她的養生祕訣就是做解繩操，既可提神還能醒腦。林先生聽後，對那位老人心生敬佩，對我說：「生命在於運動啊，我也要向那位老人學習。」

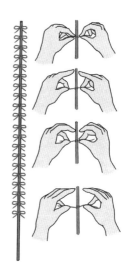

於是，林先生決定持續每天鍛鍊。我再次見到林先生時，他告訴我，他已經保持練習快半年了，現在很少會發生健忘的毛病了，而且前陣子做腦部定期檢查時，醫生說他的腦血栓病控制不錯。看著他高興的樣子，我心裡也很欣慰。

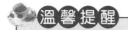溫馨提醒

　　在您閒暇時，不妨學習一兩樣動手的事情，如雕刻、繪畫，到樓下曬太陽，做做操，讓手指帶動頭腦運轉，這不但可以預防健忘，而且對中老年朋友的身體健康是非常有好處的。

∽老中醫推薦方∽

增效食療方

🥣 紅棗蔥白湯

【具體作法】紅棗20枚，蔥白7根。將紅棗洗淨，用水泡發，煮20分鐘，再將蔥白洗淨加入，連續用小火煮10分鐘。吃棗，喝湯，睡前服，連服數天。

【功效】補益心脾，養血安眠。適用於心脾失眠、多夢易醒、醒後難以入眠、心悸健忘、面色少華、神疲乏力。

🥣 黃耆人參粥

【具體作法】人參粉3克，黃耆15克，白米100克，冰糖適量。先將黃耆洗淨，煎汁去渣，再入洗淨的白米及人參粉（或片）煎熬至熟，然後將冰糖放入鍋中，加水適量，熬汁，再將糖汁徐徐加入熟粥中，攪拌均勻即成。早、晚空腹食用。食人參粥期間，不可同吃蘿蔔和茶。

【功效】益元氣，補五臟，固表止汗。適用於老年體衰、食欲不振、失眠健忘、體虛自汗、性機能減退等一切氣血津液不足的病症。

🥣 黃耆烏雞湯

【具體作法】烏骨雞肉500克，當歸、黃耆各30克。將烏骨雞宰後去毛及內臟，洗淨，切成小塊；當歸、黃耆洗淨；把全部用料放入鍋內，加清水適量，大火煮沸後，小火煮2小時，調味即可。隨量食用。

【功效】調補氣血，補腎調經。適用於月經不調屬氣血兩虛、腎精不足

者。證見月經後期,經量不多,色稀薄而色淡,面色蒼白,神疲氣短,心跳健忘,失眠多夢,頭暈腰痛,舌淡紅苔薄白。

桂圓蓮子粥

【具體作法】桂圓肉、蓮子各15～30克,紅棗5～10枚,糯米30～40克,白糖適量。先將蓮子去皮心,紅棗去核,再與桂圓、糯米同煮粥。食時加白糖少許。可做早餐。

【功效】益心寧神,健脾養血。適用於心陰虧損、氣血虛弱而引起的心悸、怔忡、健忘。

調治盜汗，補氣排骨湯趕走健康盜賊

🔍 患者小檔案

症狀：盜汗，睡中出汗、醒後即止、少寐多夢、神疲乏力、易患感冒。

實用小偏方：❶補氣排骨湯，取白果2克，生黃耆15克，炒白朮10克，排骨500克，共同燉煮成湯而成。❷滋陰牡蠣湯，牡蠣50克，地骨皮、銀柴胡各5克，生薑3片，紅棗3個，一起燉煮。

有些人也許有這樣的感受：夜晚睡著後，汗流不止，等一醒來，汗又沒了，好像什麼都沒發生過似的。這在醫學中稱之為「盜汗」，也就是「汗被偷了」，患者常會感到形體消瘦、手腳心發熱等症狀。那麼，汗平白無故地怎麼就會被偷了呢？

其實它的根源在於身體的氣血不調。一方面是因為肺氣不足，另一方面則是因為勞累過度，陰虛火旺，精血虧損。《黃帝內經》中說：「肺主毛皮，司衛氣。」這也就是說如果肺氣不足，我們體表的皮膚就會疏鬆。這時候如果身體過度地勞累，損耗了我們的精血，就會產生虛火，而火是要消耗水液的，這樣它又會耗乾我們身體的津液，而體表的皮膚疏鬆，不能有效地固攝住津液，結果就出現盜汗的現象。

我曾經遇到一位正處於更年期的中年女士，她就有盜汗的症狀。睡著時大汗淋漓，身體像被蒸過一樣，內衣全濕了，可醒過來就什麼事都沒有，有時連自己都覺得是在做夢。剛開始她以為是更年期的原因，周圍的朋友也說可能是更年期身體虛的緣故，於是她開始補，買了許多保健品，花了不少錢。開始這些藥還有些效用，精神好了許多，可時間一長，便沒有作用了，盜汗、心悸、失眠多夢這些老毛病又慢慢地回來，弄得這位女士十分煩惱憂心。

她來我這裡說了上面的症狀，我對她講，不是這些保健品不好，而是

她沒抓到治療的重點。我告訴她，盜汗不是什麼大病，完全用不著花成千上萬元去買那些昂貴的保健品。我推薦她用補氣排骨湯和滋陰牡蠣湯來調理身體，不僅能治療她盜汗的毛病，而且對安全度過更年期也是非常有益的。

具體作法：

❶補氣排骨湯，取白果2克，生黃耆15克，炒白朮10克，排骨500克，共同燉煮成湯。其中，黃耆、白朮能補益肺氣，白果能潤肺化痰，對於肺氣不固引起的盜汗特別有效。

❷滋陰牡蠣湯，牡蠣50克，地骨皮、銀柴胡各5克，生薑3片，紅棗3個，一起燉煮。地骨皮就是枸杞的根皮，它和銀柴胡都是味甘性寒之物，能涼血降火、清退虛熱；牡蠣清熱、滋陰、補血，補中有清；生薑、紅棗也都是補虛養血的聖品，這個湯最適合陰虛有熱而發生盜汗的人服用。

此外，我還給這位女士開了幾盒歸脾丸，因為她盜汗已經好幾年了，而且不時地還感覺心悸氣短，引起心血不足，用歸脾丸調理一個月，症狀就會有所改善。這位女士回家後按照上面方法治療，大概兩週後，她打來電話說，她的盜汗毛病已經很少犯了，現在精神也好了許多。

溫馨提醒

無論是盜汗還是自汗，當你大汗淋漓後，千萬不能用冷濕毛巾去擦，更不能馬上洗澡，否則很可能會雪上加霜，讓自己感冒的。

❧老中醫推薦方❧

增效食療方

白朮豬肚粥

【具體作法】白米100克，炒白朮30克，檳榔10克，豬肚200克，薑片、香油、醬油各少許。將豬肚洗淨，切成小塊，與炒白朮、檳榔、薑片一齊下鍋，加適量清水煎煮，豬肚熟爛後停火，撈出豬肚，去渣取汁；白米清洗

乾淨，放入白朮湯汁中，再放入豬肚，熬煮成粥後，淋上香油、醬油調勻即成。分早晚2次吃，5天一個療程。

【功效】健脾益氣，祛寒除濕，和中助陽。治療脾虛性盜汗。

枸杞百合羹

【具體作法】枸杞30克，百合100克，雞蛋2顆，冰糖15克。枸杞、百合同放入沙鍋，加水適量，煮至百合酥爛，邊攪拌邊調入雞蛋糊，煨煮成羹，加冰糖溶化即成，早晚2次分服。

【功效】滋養肝腎。主治更年期綜合症，月經不調，頭暈耳鳴，腰膝酸痛，五心煩熱，煩躁易怒，盜汗，舌紅苔少，脈細弦數。

三寶蛋黃粥

【具體作法】山藥15克，生薏仁30克，芡實15克，熟雞蛋黃1顆，糯米30克。先將山藥、薏仁、芡實研末，與淘洗乾淨的糯米一同入鍋，加水適量，用大火燒開，再轉用小火熬煮成稀粥，加入雞蛋黃，混勻即成。日服1劑，溫熱食用。

【功效】健脾開胃，養心安神，斂汗止瀉。

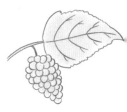

食療加穴位按摩，阻止「自汗不止」

患者小檔案

症狀：自汗。

實用小偏方：常吃些山藥、紅棗、豆製品等具有補益氣血功效的食物，並且每天按摩陰郄穴、少海穴、後溪穴和複溜穴。

最近，周先生常常無緣無故出一身大汗，他來診所找我，一進門就問：「我這是不是盜汗啊？」我讓他講述一下出汗的過程。他告訴我，出汗症狀大概從上週開始，他在家裡坐著看電視，一會兒就感覺身體很虛、有些頭暈，一會兒衣服都濕透了。接著，連續好幾天都是這樣，不時出一身汗。他也沒運動，也沒喝熱水，在家衣服穿得也不多。他問：「醫生，我這是怎麼了？是盜汗嗎？」

我聽後告訴他，他這種情況看起來確實跟盜汗很像，都是莫名其妙地汗濕衣襟，但是這不是盜汗，而是自汗。「自汗」與「盜汗」的最大不同就在時間上。盜汗發生在晚上，在人睡著的時候，它突然出來襲擊一下，有點偷偷摸摸；自汗發生在白天，它主動站出來，顯得「正大光明」些。兩者症狀不同，秉性卻差不多，盜汗屬於氣血兩虛，自汗也是如此。金元四大名醫之一的朱丹溪對「自汗」有過描述：「自汗屬氣虛、血虛、濕、陽虛、痰。」

中醫認為，自汗主要是因為肺氣不足，導致體表防禦外邪的能力降低，同時統攝精血汗液，防止其外泄的能力也相應減弱。我們只要補足了氣血，汗自然也就跑不出去了。對付這種無緣無故地出汗，我通常是建議患者採用「食療加穴位按摩」的方法來調理。我給周先生開了中藥湯劑，但他說這幾年吃了太多的藥，聞到那個味就想吐，根本沒法吃下去。我便讓他使用「食療加穴位按摩」的方法，三不五時地吃些山藥、紅棗、豆製品等具有補益氣血功效的食物，並且每天做做按摩。中醫認為，汗為心之

液，出汗過多會對心陰造成損傷，補心最好是從心經入手。

　　具體作法：首先在心經上找到陰郄穴和少海穴，然後各按揉80次，然後再按揉小腸經上的後溪穴和腎經上的復溜穴，每穴各80次，每天進行3次，對於治療自汗、盜汗都有非常好的效果。

　　兩個星期之後，周先生再來復診，自汗的情況已經消失得無影無蹤了。但需要注意的是，如果只是偶爾一兩次出現自汗的情況，大可不必驚慌，因為有時可能就是因為精神緊張，或者過度勞累等，一般不需特別治療，只要調節好情緒即可。

　　不過，自汗和盜汗畢竟是內科疾病中較為常見的兩種，很多時候它們不是單純性地發作，而是其他疾病的表現症狀，比如結核病、自主神經功能紊亂等，都會出現自汗、盜汗症狀，這個時候，就不能使用上述的方法調理，而是要積極治療原發疾病。

❶ 陰郄穴　在前臂掌側，當尺側腕屈肌腱的橈側緣，腕橫紋上0.5寸。

❷ 少海穴　屈肘，當肘橫紋內側端與肱骨內上髁連線的中點處。

❸ 後溪穴　在手掌尺側，微握拳，當小指本節（第5指掌關節）後的遠側掌橫紋頭赤白肉際。

❹ 複溜穴　在小腿內側，太溪直上2寸，跟腱的前方。

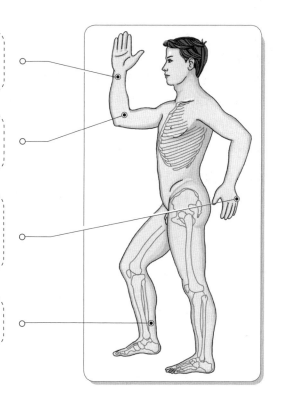

此外，常出虛汗的中老年人要注意飲食調理，多吃雞、鴨、魚、蛋、山藥、扁豆、烏梅等食物，不吃生冷的瓜菜，少吃涼拌的菜肴；節制房事；多喝水，保持體內的正常液體量。

❀老中醫推薦方☙

增效食療方

🍚 棗仁粥

【具體作法】白米100克，酸棗仁（炒）30～50克。將酸棗仁搗碎水煎濃汁；白米洗淨煮粥，半熟時，加入酸棗仁汁同煮片刻，晾溫後即可食用。

【功效】有寧心養肝、安神止汗作用。適用於老年性失眠、心悸怔忡、自汗盜汗等症。

🍚 黃耆粥

【具體作法】生黃耆30～60克，白米100克，紅糖、陳皮各適量。將黃耆濃煎後去渣取汁，白米洗淨與黃耆汁同煮成粥，煮熟後加入適量紅糖、陳皮，再煮沸食用。

【功效】有補中益氣、健脾養胃、消腫利水作用。適用於中氣不足、內傷勞倦、體虛自汗、慢性腹瀉、慢性腎炎、慢性肝炎、瘡瘍潰爛久不收口、年老或體弱水腫等一切氣血不足之病症。陰虛火旺舌紅脈數者忌食。

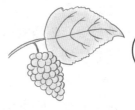

患了高血壓，常喝玉米鬚苦丁茶

患者小檔案

症狀：高血壓常感到頭暈、耳鳴、乏力、眼花、夜裡常失眠。
實用小偏方：常喝玉米鬚苦丁茶，取苦丁茶2枝，乾玉米鬚7～8克，用開水沖泡，早晚當茶水來飲用。

魏先生是一位事業有成的汽車銷售商，由於工作原因，魏先生經常忙於應酬客戶，大魚大肉抽菸喝酒不說，平時根本沒有時間運動。令他心煩的是，近日魏先生老感覺有點心慌，於是走進了醫院做了檢查，檢查結果出來以後，讓他大吃一驚，他的血壓竟達到165／105毫米汞柱，而正常人的血壓為收縮壓＜130毫米汞柱，舒張壓＜85毫米汞柱，醫生告訴魏先生，他患上了繼發性高血壓，醫生給他開了許多降壓藥，但魏先生不想用藥控制血壓，於是便來診所找我，看我這裡有沒有什麼偏方可以幫他降脂降壓，我推薦他喝一段時間的玉米鬚苦丁茶。

具體作法：取苦丁茶2枝，乾玉米鬚7～8克，用開水沖泡，早晚當茶水來飲用。高血壓是一種常見病、多發病，對心、腦、腎等重要器官都會產生「連帶」性損害。中醫將它納入「頭痛」、「眩暈」等範圍，認為是肝腎陰陽失調所致。苦丁茶清香有苦味，而後甘涼，具有清熱消暑、明目益智、生津止渴、利尿強心、潤喉止咳、降壓減肥、抑癌防癌、抗衰老、活血等多種功效。玉米鬚味甘淡而性平，入肝、腎、膀胱經，有利尿消腫、平肝利膽的功效。主治急慢性腎炎、水腫、急性膽囊炎、膽道結石和高血壓等。

此外，患上高血壓的中老年朋友不要有太多的心理負擔，要知道血壓是可以控制的，要保持一顆平常心，切忌情緒急劇波動。除了持續固定用藥治療外，可以經常燉一些補益身心的粥作為輔助調理，單次運動不要過量，每週運動3～5次，每次20～60分鐘，有利於調節血壓。以慢跑、太

極拳等非劇烈的有氧運動為主。在飲食方面要注意多喝水，少吃鹽分重、高脂肪的食物，如不要過多地攝食動物油、燻肉、沙丁魚罐頭等；吃鹽應控制在每天4～6克，增加富含鉀、鈣、維生素的蔬菜、水果及豆製品的攝食；適量吃些禽類及魚類。

魏先生服用了一段時間後，血壓平穩了許多，而且戒掉吃大魚大肉的習慣，每次要與客戶應酬時，魏先生也會把他們帶到茶館裡，這樣既不影響談生意，而且對身體也大有好處。

∞老中醫推薦方∞

增效食療方

香菇油菜

【具體作法】油菜500克，水發香菇60克，花生油（或豬油）、低鈉鹽、黃酒、水澱粉、香油、雞精粉、豬骨湯料各適量。油菜去老葉、老根，洗淨；香菇去根蒂，洗淨。鍋置火上，放油，燒至六分熱，加入全棵油菜，煸炒至熟，加少量低鈉鹽，起鍋，放雞精粉，將熟油菜鋪於盆中。再起熱鍋，加油，燒熱，將香菇入鍋炒3分鐘，加豬骨湯、黃酒、低鈉鹽，燜燒5分鐘，再加雞精粉，用水澱粉勾芡，淋上香油，顛翻幾下出鍋，澆於油菜之上即成。

【功效】油菜性涼，味甘、苦，有清熱解毒、散血消腫等功效；香菇性平味甘，有益氣補虛、治風破血、健脾和胃等功能。適用於高血壓患者食用。

肉絲炒茼蒿

【具體作法】茼蒿400克，豬肉60克，高湯適量，低鈉鹽、醬油、黃酒、蔥、薑、水澱粉各適量。蔥去根及乾皮切成蔥片；薑洗淨，切成末；茼蒿洗淨，切成3公分長的段，入沸水焯一下，瀝淨水分；豬肉洗淨，切成絲，用少許醬油、黃酒、水澱粉抓一下。鍋內放植物油，油熱後，下蔥、薑煸

出香味，下肉絲炒至變色，下醬油、低鈉鹽、黃酒及少許高湯（或清水）翻炒幾下，下茼蒿炒勻。入水澱粉勾薄芡即可出鍋。

【功效】茼蒿所含的揮發油以及膽鹼等物質，具有降血壓、補腦等作用。高血壓患者常食此菜甚宜。

薑汁菠菜

【具體作法】菠菜250克，薑汁、菜油、低鈉鹽、白糖、醋各適量。菠菜洗淨，入沸水鍋燙一下，斷生撈起，瀝乾，晾涼。將菠菜放入盤中，加薑汁、油、低鈉鹽、白糖、醋拌勻即成。佐餐，常吃。

【功效】菠菜養血潤燥，薑汁開胃進食。本菜具有養陰血而不害脾胃的特點。適用於高血壓之頭昏頭痛、面紅目眩、尿黃、心悸等。

增效經穴方

【具體操作】

❶按壓百會穴50次，力道適中，以脹痛為宜。

❷按揉頸部的天柱、人迎、天鼎各50～100次，力道以痠痛為宜。

❸按揉印堂、四神聰、百勞、翳風各30～50次。

❹按壓首面穴各50～100次。

❺按揉太陽穴30次，均向前按揉。

❻雙手拇指橈側緣交替推印堂至神庭30～50次。

❼用拇指指腹面向下直推橋弓，先左後右，各10～20次。

❽用雙手拇指指腹分推攢竹，經過四白至兩側太陽穴30～50次。

❾拿捏風池10～20次，力道以痠痛為宜。

【功效】益氣補虛，疏活血脈，降低血壓。

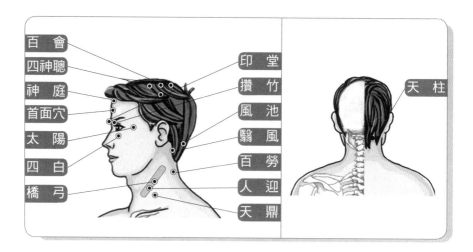

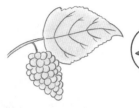

低血壓症，用高麗參治療好得快

患者小檔案

症狀：低血壓，頭暈、頭痛、食欲不振、疲勞、臉色蒼白、消化不良、暈車船等，甚至會出現直立性眩暈、四肢冷、心悸、呼吸困難、共濟失調、發音含糊、甚至昏厥，需長期臥床。

實用小偏方：用一點高麗參煮水喝，持續飲用半個月後，血壓就能逐漸恢復正常了。

一直以來，杜先生總認為自己的血壓不會有什麼問題，別人有高血壓跟他毫不相干。因為他人瘦，而且血壓有點偏低，但醫生說沒大事，只要注意營養就可以了，這麼一來，杜先生也不當回事了。可是前不久，杜先生早晨起床時常出現精神疲憊、四肢乏力，坐起時感頭暈，眼前發黑、心慌，需在床上躺半小時後症狀略有減輕，平時會頭暈、乏力、尤其午飯後嗜睡，精神無法集中。開始還沒當回事，可一次空腹沐浴時差點暈倒，這可嚇壞了他，趕緊去醫院檢查。醫院檢查卻也沒有發現任何疾病，但一測血壓75/40毫米汞柱，這才知道，自己患上了低血壓。前陣子的不舒服症狀，正是低血壓的表現。

雖然沒出什麼事故，但杜先生開始多疑起來，身體稍微有點不適就要叫兒子媳婦回家看他，讓孩子們來來回回疲於奔命。老伴心疼孩子，說過杜先生幾次，可杜先生氣地說：「難道等我真出事，他們才回來啊。」老伴沒辦法管了，於是便打聽如何治療低血壓。後來，聽別人說，我這裡有一些小偏方，便來到了診所。我給杜先生推薦了高麗參這種藥。

具體作法：每天用一點高麗參煮水喝，持續飲用半個月後，血壓就能逐漸恢復正常了。高麗參有大補元氣、生津安神等作用，自古以來，它就作為救逆蘇醒藥使用。因輕微休克、腦貧血、急性腹瀉、久病氣虛，一時造成血壓下降是常有的。高麗參湯可以使一時性的虛血性心力衰竭患者能

迅速恢復過來。

　　現代醫學研究顯示，高麗參有多種滋補效能。日本和韓國學者經研究發現，高麗參在預防糖尿病、動脈硬化、高血壓等方面有明顯效果，高麗參還有抗癌、控制疾病、促進血液循環、防止疲勞、增強免疫力等方面的功效。杜先生回家試用了一週後，再來診所測量時，已經穩定多了。我讓他再服用一週，血壓穩定後，就可以停藥了。

∽老中醫推薦方∾

增效食療方

肉桂桂枝茶
【具體作法】肉桂、桂枝、炙甘草各9克。開水泡，當茶飲，連服10～20天。
【功效】治低血壓病。

西洋參燉肉
【具體作法】西洋參切片6克，茯苓片12克，麥門冬15克，五味子6克，生薑3片，精瘦肉100～150克。先將藥物放入沙鍋內，加冷水浸泡20分鐘後，大火煮沸入瘦肉，小火燉煮25～30分鐘即可，加低鈉鹽和雞精粉適量。日服1劑，分2次喝湯食肉，連進5～7劑。
【功效】補益心脾，溫腎填精，治低血壓。

參耆竹絲雞湯
【具體作法】竹雞1隻，豬瘦肉150克，黃耆30克，黨參30克，紅棗（去核）10個，生薑3片。竹雞去內臟，洗淨，斬塊；豬瘦肉洗淨，一起放入沸水中汆燙一下，過冷水。紅棗、黃耆、黨參洗淨；將全部用料放入鍋內，加清水適量，大火煮沸後，再用小火燉2小時，調味供用。
【功效】補氣養血。適用於低血壓患者，治療平素體虛貧血，緩解乏力體

虛、形瘦氣短、飲食減少、面色萎白等症狀。

增效足浴方

枳實黃耆足浴方

【**具體操作**】枳實、黃耆各25克，米酒50CC。將以上前2味藥同入鍋中，加水適量，煎煮30分鐘，去渣取汁，與米酒及開水同入腳盆中，先薰蒸，待溫度適宜時泡洗雙腳，每天2次，每次40分鐘。15天為1個療程。

【**功效**】溫陽補氣，升提血壓。適用於各種類型的低血壓症。

川芎桂枝足浴方

【**具體操作**】川芎20克，桂枝30克，鎖陽15克。以上3味藥同入鍋中，加水適量，煎煮30分鐘，去渣取汁，與開水同入泡足桶中。先薰蒸，後泡足，並配合足底按摩。每天1次，每次30～40分鐘。20天為1療程。

【**功效**】溫腎壯陽，散寒升壓。主治各種類型的低血壓症，對腎陽虛弱者尤為適宜。

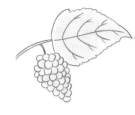

巧用天麻，趕走偏頭痛的老毛病

患者小檔案

症狀：老年性眩暈。

實用小偏方：❶將天麻研成細粉，每次服2克，每日2次，或煎水服。取天麻6～9克，加水一大碗，小火煎至半碗服用。第2次煎煮再加水大半碗，小火煎至半碗飲用。每天服2次，效果顯著。❷天麻15克，童子雞1隻。將雞處理乾淨後，將天麻放入雞腹中，燉約2小時，食肉飲湯，對偏頭痛性眩暈症有特效。

　　一次，我參加了一項公益活動，我們一行人坐上專車到鄉下，一路上我看見道邊種植了很多天麻。我還沒來得及看仔細，就到了村莊裡，我們就開始給村民們看病。其中，有一位老太太引起了我的注意，她剛進門的時候，就有點面色慘白，結果沒多一會兒老太太就站不住了，身邊人就趕緊攙住她，並讓她先看。我先給她測了血壓，血壓有些高，而且不穩定。我問老太太身體有什麼不舒服，她告訴我說，她原先就患有輕微眩暈症，再加上去年檢查出患了高血壓，眩暈的毛病就加重了，經常會感到左半邊頭痛。剛才眩暈又犯了，差點站不住。

　　後來，我讓老太太稍坐休息一下，我從村道邊摘了一點天麻，讓護士熬煮成湯，然後端給老太太服用，她飲下後，頓時感到頭痛症狀有所緩解。她問我這是怎麼回事，我告訴她，我給她服用了天麻湯劑。

　　天麻是一種珍貴的藥用植物，性平味甘，具有鎮靜、鎮痛、抗驚厥作用；能增加腦血流量，降低腦血管阻力，輕度收縮腦血管，增加冠狀血管流量；能降低血壓，減慢心率，對心肌缺血有保護作用；天麻多糖有免疫活性。

　　經現代醫學研究證實，食用天麻對多種原因所致的中老年眩暈症有良效，同時對治療老年人多發性的高血壓、神經衰弱都有不錯療效。而且還

可治療小兒高熱驚厥、肢體麻木不仁、偏頭痛、眩暈、高血壓、頭暈失眠等症。

具體作法：

❶將天麻研成細粉，每次服2克，每日2次，但更多時候是煎水服。也就是取天麻6～9克，加水一大碗，小火煎至半碗服用。第2次煎煮再加水大半碗，小火煎至半碗飲用。每天服2次，效果顯著。

❷若兼有頭痛及眩暈，通常會用天麻15克、童子雞1隻進行燉服。將雞處理乾淨後，將天麻放入雞腹中，燉約2小時，食肉飲湯，對偏頭痛性眩暈症有特效。但需要注意的是，常服天麻會造成耐藥性，因此，一般服用一段時間後，眩暈症狀好轉時，最好能停用。

☙老中醫推薦方ᴄ૪

增效食療方

🥣 枸杞葉羊腎粥

【具體作法】枸杞葉250克，羊肉60克，羊腎1副，白米60～100克，蔥白2莖，鹽適量。將羊腎剖開，去筋膜，洗淨，切碎；羊肉洗淨切碎，先煮枸杞葉，去渣取汁；用枸杞葉汁同羊腎、羊肉、白米、蔥白煮粥。粥成入鹽調勻，稍煮即可。

【功效】溫腎陽，益精血，補氣血。枸杞葉補腎益精，養肝明目；羊腎溫腎陽，補腎氣，益精髓；羊肉溫養氣血，益腎補虛。三味同用，不僅甘美可口，可補虛，治療腎虛型頭痛。

🥣 半夏山藥粥

【具體作法】山藥、法半夏各30克。山藥研末，先煮半夏取汁一大碗，去渣，調入山藥末，再煮數沸，酌加白糖和勻，空腹食用。

【功效】半夏性溫，能燥濕化痰、降胃止嘔；同山藥煮粥，燥潤相濟，尚可健脾助運。適宜頭痛兼見咳嗽、噁心嘔吐者服用。

枸杞蒸蛋

【具體作法】雞蛋2顆，枸杞15克，熟豬油40克，低鈉鹽、醬油、濕澱粉各適量。雞蛋入碗中打散，加低鈉鹽、濕澱粉、冷清湯各適量，調散成蛋糊；枸杞沸水浸脹；蛋糊入籠，沸水大火蒸約10分鐘，撒上枸杞蒸5分鐘；另將熟豬油加醬油同蒸化後，淋在蛋面上。佐餐服食。

【功效】補養陰血。適用於血虛頭痛、頭暈心悸、神疲乏力、遇勞加重，或血虛發熱，熱勢或高或低，勞則加劇，肌熱煩渴、面色不華等症。

增效足浴方

夏枯草足浴方

【具體操作】夏枯草30克，鉤藤、菊花各20克，桑葉15克，將以上各藥煎水洗腳，每日1～2次，每次10～15分鐘，10～15次為1個療程。

【功效】平肝潛陽，疏風清熱。

桑菊足浴方

【具體操作】桑葉、菊花、鉤藤各10克，石決明15克。將上藥加清水1000CC，煮沸10分鐘，去渣，將藥液倒入盆內，待藥液溫度適宜時，將雙足浸泡30分鐘，每日1次，7日為1個療程。

【功效】熄風定神。可治療神經性眩暈。

生地桑寄生足浴方

【具體操作】生地、桑寄生各200克。將上藥裝入紗布包內，放入沸水盆中泡10分鐘後，取出藥包，溫度適宜後把腳放入盆中浸泡20分鐘，每日1次。

【功效】益氣養血，熄風定神。可治療氣血虧虛眩暈。

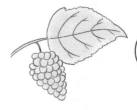

治療失眠，快用酸棗仁茶紫蘇酒

患者小檔案

症狀：失眠多夢、心緒不寧。

實用小偏方：❶酸棗仁茶。將20粒酸棗仁炒至半熟，用擀麵棍研磨碾碎，每晚睡前用開水沖泡，加蓋悶約10分鐘，飲用一大杯即可。❷紫蘇葉酒。將紫蘇葉500克洗淨、陰乾，放入30度的燒酒（約4000CC）中，另添加冰糖約1000克，存放2個月後可啟罈飲用。

最近，錢女士的女兒就要考大學了，這可把她忙壞了，不僅想著給孩子多補補營養，還總是督促她認真複習，如果孩子挑燈夜戰，媽媽也不會閒著，趕緊給孩子做好消夜，讓孩子有精力讀書。她總想著只要孩子能順利考上大學，自己也能輕鬆下來了，但結果卻不是她想的那樣，也許是精神過度緊張，女兒雖然大學考結束了，但錢女士的心卻始終平靜不下來，經常半夜醒來就再也睡不著了，腦子裡會不自主地去想事，一點睏意都沒有了，但到了白天就會頭痛、恍神，健忘、食欲不振，有時還會有心煩、喘不上氣來的感覺。她感覺自己可能患上了失眠，於是便來到我診所。

我聽她講述了自己症狀後，幫她測了一下血壓、號了脈，血壓還算平穩，波動不大，但脈象有些雜亂，有心緒不寧、手足發冷、有汗。我建議她用酸棗仁和紫蘇兩種中草藥調理，她一聽要吃中藥，趕緊搖頭，中藥太苦了，說她受不了，她問有沒有什麼食療方可以治療的。我想了想，問她：「你平時飲酒嗎？或是喝茶嗎？」她說：「茶常喝，但飲酒很少。」我告訴她，如果不想吃中藥湯劑的話，可以泡一點藥酒，或喝點中草藥茶，可活血通絡，而且對治療失眠效果較好。我推薦她用紫蘇葉泡藥酒、用酸棗仁泡茶。

具體作法：

❶酸棗仁茶。將20粒酸棗仁炒至半熟，用擀麵棍研磨碾碎，每晚睡前

用開水沖泡，加蓋悶約10分鐘，飲用一大杯即可。酸棗仁就是棗子的子，秋季棗子成熟時採收，將棗子果實浸泡一宿，搓去果肉，撈出，用石碾碾碎果核，取出種子，晒乾。果仁味微酸，以粒大飽滿、外皮紫紅色、無核殼者為佳。酸棗仁能養肝、寧心安神、斂汗，具有鎮靜、催眠的作用。但需要注意的是，炒時間過長，會破壞其有效成分，所以，炒時要用小火，微黃時即可取出。

❷紫蘇葉酒。將紫蘇葉500克洗淨、陰乾，放入30度的燒酒（約4000CC）中，另添加冰糖約1000克，存放2個月後可啟罈飲用。紫蘇為一年生草本，在我國中藥歷史上已有2000多年的醫藥用史。它具有活性物質及營養成分，喝紫蘇酒治療失眠，除了紫蘇具有鎮靜作用外，還具有誘眠作用。

錢女士聽後，回家試用，結果第三天就給我打來電話說，這幾天才剛用酸棗仁，睡眠就好了很多，連續兩天晚上睡覺都算安穩。我囑咐她要繼續服用，可以先把紫蘇酒泡上，等泡好了，每天用一點，對治療失眠是非常有效的。

❀老中醫推薦方❀

增效食療方

🥄 桂圓肉西洋參

【具體作法】桂圓肉30克，西洋參6克，白糖10克。將三物放入帶蓋的碗中，置鍋內隔水反覆蒸至呈膏狀。

【功效】桂圓肉甘溫，補脾安神；西洋參苦甘涼，益氣養陰生津。二品相合，對心脾氣血虧虛而致心悸、不寐、健忘者，療效頗佳。

🥄 棗仁百合湯

【具體作法】生棗仁、熟棗仁各15克，百合30克。先將棗仁加適量水煎片刻去渣，再加入百合煎煮至熟即可。食百合，飲湯。

【功效】鎮靜安神，清心養血。主治失眠。

酸棗竹燈心粥

【具體作法】酸棗仁、玉竹各20克，燈芯草6克，糯米200克。先將棗仁、玉竹、燈芯草用清潔紗布包紮，放入鍋中，與糯米同煮成粥，撈出紗布包，即可食粥。

【功效】棗仁養心安神；玉竹滋陰養液；燈芯草清心火；糯米養陰益氣，和中健胃。四品共煮成粥，有養陰清火、安神鎮靜之功效。

增效足浴方

二花荷葉足浴方

【具體操作】紅花、花椒、荷葉心各15克。將上藥擇淨，置溫熱浴水中浸泡10～15分鐘後足浴，冷後可再續熱水足浴，每次10～15分鐘，每晚1次，每次1劑，連續5～7天。

【功效】寧心安神。適用於失眠多夢、心悸不寧。

蟬蛻安神足浴方

【具體操作】蟬蛻5克，將蟬蛻煎成汁，1500CC的清水煮沸10分鐘，與藥汁一同倒入浴盆中，適溫後浸泡雙腳30分鐘，每日浸泡1～2次，10天為1療程。

【功效】散熱定痙，抗驚鎮靜。主治失眠等症。

黃連肉桂足浴方

【具體操作】黃連15克，肉桂5克。將諸藥擇淨，同放入鍋中，加清水適量，浸泡5～10分鐘後，水煎取汁，放入浴盆中，待溫時足浴，每晚1次，每次15～30分鐘，每2日1次，浴後即可上床睡覺，連續3～5天。

【功效】清心安神。適用於失眠多夢、心煩不寐。

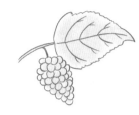

紅棗食療，患上貧血不用愁

患者小檔案

症狀：貧血感到頭昏、眼花、面色蒼白、身體消瘦、指甲變平變凹易脆裂、月經失調。

實用小偏方：❶黑木耳30克，紅棗20枚。將黑木耳洗淨，紅棗去核，加水適量，煮30分鐘左右。每日早、晚餐後各1次。❷紅棗、荔枝乾各7枚，水煎服用，每天1劑，分2次服用。❸紅棗10枚，魚鰾、當歸各10克，水煎服用，每天2次。

艾老師是我的一位患者，她年輕時身體很健壯，但由於產後大出血，她患上了貧血，雖然不影響工作，但常常會耳鳴、氣短、心悸，夜寐不安、疲乏無力、注意力不集中、食欲不佳等不適。她也去醫院諮詢過醫生，該如何治療貧血，醫生給她開了很多補血養血的中成藥，但艾老師總感覺吃藥麻煩，吃一段時間就不吃了，貧血也一直沒有治好。後來，聽她的一位好友說我這裡有很多小偏方，於是便抱著試一試的態度來到了診所。

我瞭解艾老師的情況後，告訴她，貧血是指單位容積血液內紅細胞數和血紅蛋白量低於正常的病理狀態，多由於營養不良、長期小量出血、或突發意外大出血等情況引起。但是如果多注意調養，是可以治好的。中醫認為，治療貧血既要增加營養及補血，又要重視補氣，因為氣能生血。嚴重的必須從補腎著手，因為腎中精華能化生成血。因此，我推薦她用紅棗黑木耳湯調理。

具體作法：黑木耳30克，紅棗20枚。將黑木耳洗淨，紅棗去核，加水適量，煮30分鐘左右。每日早、晚餐後各1次。此外，用紅棗、荔枝乾各7枚，水煎服用，每天1劑，分2次服用。能大補氣血，對於失血性貧血症有效。或者用紅棗10枚，魚鰾、當歸各10克，水煎服用，每日2次，亦能大補

氣血，對於再生障礙性貧血症有效。

　　紅棗，又名大棗，紅棗味甘性溫，入脾、胃經，含有蛋白質、脂肪、糖、鈣、磷、鐵、鎂及豐富的維生素A、維生素C、維生素B1、維生素B2及胡蘿蔔素等，營養十分豐富，具有補中益氣、養血安神的作用，是很好的營養佳品，同時紅棗物美價廉，我們應該多加食用才是。現代藥理研究發現，紅棗能使血中含氧量增強，滋養全身細胞，是一種藥效緩和的強壯劑。

　　黑木耳是著名的山珍，可食、可藥、可補，中國老百姓餐桌上久食不厭，有「素中之葷」之美譽，被世界稱為「中餐中的黑色瑰寶」。它含鐵量極為豐富，常吃能養血駐顏，令人肌膚紅潤，容光煥發，防治缺鐵性貧血。含有維生素K，能維持體內凝血因子的正常標準，防止出血。此外，黑木耳還能減少血液凝塊，預防血栓等病的發生，有防治動脈粥樣硬化和冠心病的作用。它含有抗腫瘤活性物質，能增強機體免疫力，經常食用可防癌抗癌。

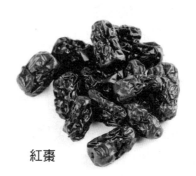

紅棗

∞老中醫推薦方∞

增效食療方

首烏紅棗雞蛋湯
【具體作法】何首烏20克，紅棗12枚，雞蛋2顆。雞蛋煮熟，去殼；何首烏與紅棗分別洗淨；將全部用料一起放入鍋中，加清水適量，大火煮沸，轉小火煮30分鐘，調味即可。隨量飲用，也可調入蜜糖服用。
【功效】補養肝血。治療貧血，緩解頭暈目眩、心悸失眠、面色無華、唇甲淡白等症狀。

蓮藕牛腩湯

【具體作法】牛腩600克，蓮藕500克，紅豆15克，生薑4片，蜜棗2個。牛腩洗淨，切大塊，去肥油，放沸水裡汆燙一下，取出在冷水裡漂洗乾淨，瀝乾水。蓮藕洗淨，刮皮去節，拍成大塊；紅豆、生薑、蜜棗洗淨，與牛腩一起放入鍋中，加清水，大火煮沸後，轉小火燉約3小時，調味供用。

【功效】健脾開胃，益氣補血。治療貧血導致氣血不足，症見面色萎黃、神疲氣短、頭暈眼花、四肢乏力、飲食減少、舌淡苔白、脈虛弱或產後虛羸、營養不良屬氣血不足者。

參歸銀鯧湯

【具體作法】鯧魚500克，黨參30克，當歸15克，生薑3片，植物油適量。鯧魚去鱗、鰓、內臟，洗淨，切塊；黨參、當歸洗淨；鍋燒熱加油，下薑片和魚塊，將魚煎至微黃，加清水適量，放入黨參和當歸，大火煮沸後，轉小火燉1小時，調味供用。

【功效】健脾開胃，益氣補血。治療脾胃虛弱、氣血不足引起的貧血，症見面色蒼白，神疲乏力，飲食減少，頭暈心悸，形瘦氣短，舌淡脈虛。

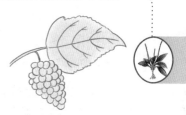

心慌、頭暈，按摩勞宮穴

患者小檔案

症狀：心慌、頭暈伴有心煩、失眠、食欲不佳。

實用小偏方：❶按揉勞宮穴，按摩時，取一個鈍一點的硬物，如筷子、筆頭等，刺激勞宮穴10分鐘即可，但注意不要傷到手。❷黃耆10克，白米100克，冰糖少許。將黃耆擇淨，切成薄片，用冷水浸泡30分鐘，然後用水煎後，將汁液與白米同煮成粥即成，每日1劑。

炎炎夏日，常會讓人感到胸悶，喘不上氣，有時還心慌，頭暈，今日剛到診間便有位40來歲的女士來看病。神情憂慮，說這段時間心情很煩躁，睡不好覺，吃不下飯，胸口發悶。去醫院做心電圖，說是心肌缺血。

我給她看了看，舌淡苔白，脈細緩，很典型的心脾兩虛症狀。《黃帝內經》中說：「心痺者，脈不通，煩則心下鼓，暴上氣而喘，嗌乾善噫，厥氣上則恐。」意思是說，心痺的人，血脈不通，容易心煩，氣喘，咽喉乾燥。中醫沒有明確的「心悸」一說，但這裡的心痺與心悸症狀大同小異。引起心痺的原因有很多，但最重要的一點還是離不開心，心情鬱悶，心失所養，心氣不足，都會導致心痺。

這位女士是一名教師，幾十年來嘔心瀝血，誨人不倦，難免心失所養，積下一身的疾患。現在到了更年期，氣血大轉變，氣血的不足就會非常明顯地顯現出來，表現出各種疾病症狀。其實，所有的問題都是以前累積下來的，並非一朝一夕之功。再加上學生們面臨學測，心情緊張，思慮過多，出現失眠、心煩意亂等情況就太正常不過了。

女性心悸、心煩總的來說是陰血缺失，心火上炎所致，所以在治療上一定要補充心血、清瀉火熱、開竅醒神，而勞宮穴就囊括了這三項功能，可以說是鐵人三項的全能冠軍。

具體作法：找到穴位，勞宮穴在手心，位置很好找，將手握拳，中指

尖所指向的位置就是了。按摩時，取一個鈍一點的硬物，如筷子、筆頭等，刺激勞宮穴10分鐘即可，但注意不要傷到手。一般選擇晚上19～21點心包經當值時段效果較好，當然其他時間也可以。症狀輕的患者，持續按摩這個穴位兩個月就可以見到效果。

但像這樣用腦過度、工作勞累、脾氣虛弱的女性，需增加補氣健脾的食療搭配調養。如黃耆粥。

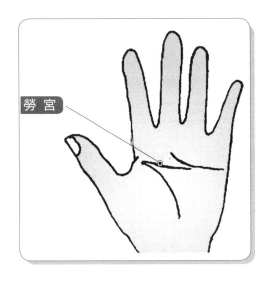

具體作法：取黃耆10克，白米100克，冰糖少許。將黃耆擇淨，切成薄片，用冷水浸泡30分鐘，然後用水煎後，將汁液與米同煮成粥即成，每日1劑。

黃耆裡含有的黃耆總黃酮成分有抗心律失常的作用，它還能增加心肌營養，起到強心效果。因此，不論從中醫還是西醫理論來說，這個簡單易行的小偏方都是很適合的。黃耆除了能治心律失常外，還有提高免疫力的作用。此外，黃耆的抑制衰老和強健身體的功能也得到了科學研究的證實。

❧老中醫推薦方☙

增效食療方

首烏當歸飲

【具體作法】何首烏9克，當歸6克，酸棗仁6克，白糖適量。將何首烏、當歸、酸棗仁同放鍋中，加適量的水；將鍋置大火上，待煮沸後改小火煮20分鐘，可離火，將汁倒入碗中，加白糖飲用。

【功效】何首烏又稱制首烏，味苦、甘、澀，性溫，有養血益肝、補腎滋陰的作用。適用於更年期心悸失眠、頭暈耳鳴、潮熱、腰膝痠軟患者。

紫甘藍滑蛋

【具體作法】雞蛋3顆，紫（紅）甘藍50克，低鈉鹽、雞精粉各適量。紫甘藍切成絲，沖洗乾淨；雞蛋打散；起油鍋，下紫甘藍，放少許低鈉鹽、雞精粉，炒熟出鍋裝盤；起油鍋，放蛋液、低鈉鹽、雞精粉同炒至滑嫩，放入紫甘藍中間即可。

【功效】健脾益氣，滋補肝腎，清熱解毒。適用於更年期有心情煩躁、心悸、潮熱等症狀者食用。

參棗蒸白鴨

【具體作法】白鴨500克，人參3克，紅棗50克，白果75克，蓮子10克，料理酒、醬油各少許。將蓮子去心，人參切片、烘脆、研末，白果剝殼、去心，棗去核，白鴨褪毛、去內臟、洗淨；把蓮子、白果、棗肉、人參末均拌勻後塞入鴨腹內，用醬油、料理酒在鴨皮上擦抹，然後將鴨子放在搪瓷器皿或陶製容器內，上籠大火蒸3小時至酥爛即可。

【功效】補氣養血，健脾和胃。適用於更年期神疲乏力、頭暈眼花、腹瀉或大便稀薄、心悸、面色蒼白等症，亦可作為病後體弱、營養不良、貧血、糖尿病等慢性病患者之日常膳食。

增效足浴方

❤️ 合歡柴胡足浴方

【具體操作】合歡皮、柴胡、五加皮各20克，遠志、當歸、杜仲各10克。將上藥加水適量，煎煮20分鐘，去渣取汁，與1000CC開水同入盆中，先薰蒸，待溫度適宜時泡洗雙腳，每天1次，每次40分鐘。15天為1個療程。

【功效】疏肝解鬱。適用於神經衰弱型心煩意亂、失眠多夢、心慌心悸等症。

❤️ 黃連麥門冬足浴方

【具體操作】黃連3克，棗仁、麥門冬、白芍、白薇、丹參各9克，龍骨15克。將上藥加清水適量，浸泡20分鐘，煎數沸，取藥液與1500CC開水同入腳盆中，待溫度適宜時泡洗雙腳，每天2次，每次40分鐘，30天為1療程。

【功效】清心，平肝。主治婦女更年期綜合症。證見烘熱汗出、心煩易怒、口乾、失眠、心悸心慌等。

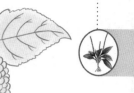

常飲烏梅湯，消除脂肪肝的小妙招

> **患者小檔案**
>
> 症狀：脂肪肝，常感到頭暈、耳鳴、乏力、眼花、夜晚失眠。
> 實用小偏方：❶每天吃幾顆烏梅。❷將一小把烏梅加入水中，小火煮40分鐘後，加入桂花、白糖，晾涼後即成。

劉先生是我的一位患者，身體較胖，滿臉紅光，高高的啤酒肚，一看就不像是技工出身，可實際上劉先生是一流的機床廠工人，年輕時是一把好手，但後來由於職務調動，劉先生被調到廠長身邊當顧問，當然也因為他能喝，廠長每回外出洽談生意，都會讓他做陪應酬，結果每天大吃大喝的，人不僅變胖了，還有啤酒肚，加上沒有時間鍛鍊身體，劉先生不到50歲，便在一次體檢中被告知自己患上了脂肪肝，人常感到頭暈、耳鳴、乏力、眼花，而且夜晚還容易失眠。

原本好好的身體被自己糟蹋得不成樣，劉先生心裡後悔不已，但也沒辦法，都是為了生計，於是只好持續服藥控制病情，直至熬到55歲，只好因病退休，回家休養。但長期吃藥，也不是什麼好事，生怕自己還會患上其他什麼病症，於是便想能不能透過偏方、食療或什麼方法來治療脂肪肝。經多方打聽，得知我這有很多治療疾病的偏方，抱著試一試的態度，來到了診所。開始時，劉先生顯得有些拘束，不願意講述自己外出應酬，吃壞身體的事，但後來我對他說：「隱瞞病情，對治病可沒好處。」他這才坦誠地告知我一切。

瞭解情況後，我對劉先生說：「別著急，只要有信心，病情治癒的可能性還是很大的。」我讓劉先生持續用藥，但在用藥的同時，還可以每天吃幾顆烏梅，或自製好喝的桂花烏梅汁飲用。

具體作法：將一小把烏梅放入水中，小火煮40分鐘後，加入桂花、白糖，晾涼後即成。此品不僅可以解暑，滋養肝臟，幫助脾胃消化，煩躁時

多喝，還有生津降火、保持心境平和的效果呢。

烏梅，別名酸梅、乾枝梅，具有氣味芬芳、口感酸甜的特點，歸肝、脾、肺、大腸經。中醫學認為，烏梅「酸入肝而養筋，肝得所養，則骨正筋柔，機關通利而前證除矣」。《本草經疏》說：「梅實，即今之烏梅也，最酸。」從現代醫學的角度來看，「血液鹼性者長壽」，烏梅是鹼性食品，因為它含有大量有機酸，經腸壁吸收後會很快轉變成鹼性物質。

此外，烏梅含有豐富的維生素B2、鉀、鎂、錳、磷等有益成分，有改善肝臟功能的作用，故肝病患者宜常食之。囑咐完劉先生後，他便離開了。再次見到劉先生是他拿著病情好轉檢查報告來找我，我看過後，很高興，他告訴我，身體比以前強壯了很多，而且自從吃了烏梅，便喜歡上了，現在如果哪天沒烏梅，好像就像缺少點生活的調味劑似的，我倆相視一笑。

☙老中醫推薦方☙

增效經穴方

【具體操作】用拇指指腹按揉陽陵泉穴（位於小腿外側，當腓骨頭前下方凹陷處）約100次，以有痠脹感為宜。再用拇指指腹按揉中脘穴（位於臍上4寸，胸骨下端至臍連線之中點處）約100次，每日2次強烈刺激，重重按壓，長期持續操作，必有奇效。此外，還可用拇指、食指相對分別按壓內關、外關穴位，用力均勻，持續5分鐘，使局部有痠重感。如果能配合太極、跑步等運動效果更好。

【功效】具有健脾益氣、消食和胃的功效。陽陵泉和中脘穴在臨床上就被用來作為脂肪肝治療的要穴，效果明顯。

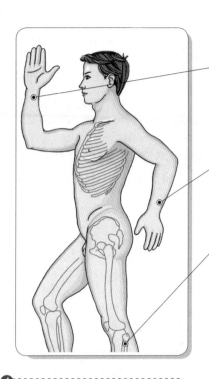

❶ 內關穴　在前臂掌側，當曲澤與大陵的連線上，腕橫紋上2寸，掌長肌腱與橈側腕屈肌腱之間。

❷ 外關穴　在前臂背側，當陽池與肘尖的連線上，腕背橫紋上2寸，尺骨與橈骨之間。

❸ 陽陵泉　位於小腿外側，當腓骨頭前下方凹陷處。

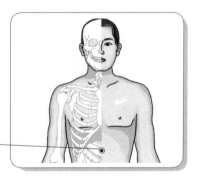

❹ 中脘穴　位於臍上4寸，胸骨下端至臍連線之中點處。

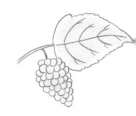

甘草泡茶，有效防治肝硬化

患者小檔案

症狀：肝硬化早期，肝臟不適，伴有隱痛、疲憊、厭食等症狀。

實用小偏方：甘草20克，兌水1升左右，用開水浸泡，代茶頻飲。加班勞累時、喝酒應酬前都可以飲用，一週喝上幾次。

李強是一位事業有成的汽車銷售商，出去交際應酬自然是少不了的事。時間長了，李強發現自己很容易疲乏，去年做體檢，發現他的肝功能指標明顯升高，有肝硬化的癥兆。

肝硬化是一種常見的由多種原因引起而影響全身的慢性疾病。其病理特點為肝細胞變性、壞死與再生，纖維組織增生，使肝臟逐漸變形、變硬、故名肝硬化。本病屬於中醫學的「症瘕」、「積聚」、「痞塊」、「臌脹」、「單腹脹」等範疇。

肝硬化以20～50歲男性多見，發病多與病毒性肝炎、嗜酒、某些寄生蟲感染有關。按病因分類，肝硬化可分為以下幾類：即肝炎後肝硬化，血吸蟲病肝硬化，酒精性肝硬化，膽汁性肝硬化，循環障礙性肝硬化，代謝障礙性肝硬化以及原因不明的肝硬化等。

據臨床研究發現，在肝硬化的病例中，有肝炎或黃疸病史者佔4％～12％，在非血吸蟲病流行地區，傳染性肝炎是形成肝硬化的主要原因。肝硬化患者常有肝區不適、疼痛、全身虛弱、厭食、倦怠和體重減輕，也可以多年沒有症狀。若膽流受阻可出現黃疸、瘙癢、黃斑瘤。營養不良常繼發於厭食、脂肪吸收不良和脂溶性維生素缺乏。門靜脈高壓引起食管胃底靜脈曲張導致消化道出血是其常見症狀之一。

肝硬化患者肝臟腫大且質地較硬，可引發肝掌、蜘蛛痣、腹壁靜脈曲張、肝腹水。得知這個結果後，李強四處打聽這個病，當聽說肝硬化晚期會出現消化道出血、肝性腦病、繼發感染等嚴重併發症，讓人痛不欲生

時，心中十分恐慌，找到我尋求良方。

我先仔細查看了他的眼底，切了脈象，發現他並無其他大礙。這才放心給他推薦一則偏方：喝甘草茶。

具體作法：取甘草20克，兌水1升左右，用開水浸泡，代茶頻飲。甘草裡含有甘草酸等有效成分，有保肝作用，並透過改變細胞膜通透性阻止病毒進入肝細胞，達到抗病毒的作用。此外，它還能集中附著在肝細胞內抑制乙肝病毒，因此在乙肝的治療中具有比較好的效果。加班勞累時、喝酒應酬前都可以飲用此茶，一週喝上幾次，既能當作日常解暑的飲料，也能養肝護肝，一舉兩得。

只是事有利弊，過猶不及，如果長期服用甘草，可能會導致血壓升高和身體水腫，所以，對於高血壓、腎功能損害的患者，這個偏方要慎用才行。

☙老中醫推薦方 emoji

增效經穴方

【具體操作】

❶取穴

A.背部：大椎穴、心俞穴、肝俞穴、膽俞穴、脾俞穴、腎俞穴。

B.上肢部：內關穴、合谷穴。

C下肢部：足三里穴、陰陵泉穴、三陰交穴、行間穴。

❷用經絡全息刮痧板和刮痧油自上而下先刮拭督脈，再刮拭足太陽膀胱經，並於肝俞穴、脾俞穴、膀胱俞穴、水分穴、氣海穴、陰陵泉穴、三陰交穴、太沖穴位行重點按揉，每次刮拭10～15分鐘，每週1次，8週為1個療程。

【功效】養肝護肝，消痞軟堅，輔助治療肝硬化。

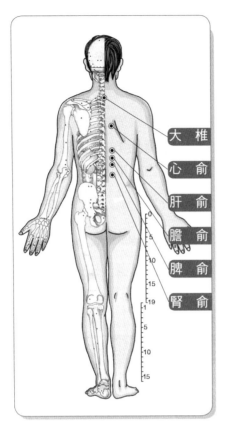

大　椎

心　俞

肝　俞

膽　俞

脾　俞

腎　俞

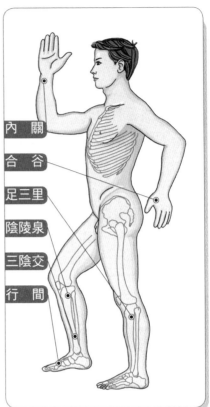

內　關

合　谷

足三里

陰陵泉

三陰交

行　間

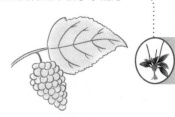

中藥內服外用，輕鬆治好痔瘡

患者小檔案

症狀：痔瘡，伴有便血、脫肛，患處又癢又疼。

實用小偏方：❶生黃耆9～12克，地龍6克。將生黃耆煮水，三碗水煮成兩碗，將地龍碾成粉末或者剁成粉末，一同服用。半個小時後，可吃一顆槐角丸加以輔助，治療效果更佳。❷熱水浴。取水菖蒲根200克，加水2000CC，煎沸後10分鐘去渣取汁，先薰後坐浴10～20分鐘。每天2次，連洗1～3天，病情即可得到緩解。

俗話說「十人九痔」，劉女士就是其中之一。自從7年前劉女士生完小孩後就發現肛門有腫物脫出，偶爾還會滴血。醫生說那是痔瘡，於是她便在藥店裡買了痔瘡藥膏塗抹，剛開始症狀有點緩解，可是反反覆覆，後來病情越來越嚴重。如廁時有撕裂般的疼，肛門周圍時常又熱又癢，上班只好趁同事不注意，在辦公椅上擦蹭解癢。煩惱不堪，心情也變得逐漸暴躁易怒，回到家經常因為一點小事就與老公吵架，老公對此也是十分困擾。痔瘡發作嚴重時，身上還有一股味道，非常難聞，老公雖然嘴上不說，但實際對其已日漸冷淡。雖然她也想過做手術治療，但去了幾家醫院都是男醫生看診，讓她感覺很尷尬，而且考慮到手術的復發率和不良反應還是忍了，幾經周折來到我這裡。

簡單來說，痔瘡是在肛門或肛門附近因為壓力而伸出隆起的正常血管，類似腿部的靜脈曲張。形成的原因就是因為不正當的動作（比如上廁所看書報、久站久坐、飲食生活沒有規律）而引起的肛門盲腸內瘀血。

由於痔的發生部位不同，可分內痔、外痔和混合痔。內痔生於肛門齒線以上，外痔位於齒線以下，混合痔是指痔上靜脈叢與痔下靜脈叢吻合相通，在同一部位內外痔同時存在。

一般外部塗抹藥物治療，只能治標不能治本。我讓她試試以下兩個小

偏方。

具體作法：

❶取生黃耆9～12克，地龍6克。將生黃耆煮水，三碗水煮成兩碗，將地龍碾成粉末或者剁成粉末，一同服用。半個小時後，可吃一顆槐角丸加以輔助，效果會更好。這些材料在一般中藥店都能買到，每天睡前喝一次，連續喝三天，一天即可見效，一週內明顯減輕。

❷熱水浴也是袪除體內毒素的好方法。浴前水中加一些生薑或中藥袪毒湯，或萬分之二的高錳酸鉀液等等，能除痔核附近的污垢，有效預防其產生炎症，還能促進血液循環，排出身體深處的毒素，抑制血栓的形成。

取水菖蒲根200克（鮮者加倍），加水2000CC，煎沸後10分鐘去渣取汁，取藥渣先薰後坐浴10～20分鐘。坐浴時取1小塊藥棉，來回擦洗肛門，洗完後藥液可保留，下次煮開消毒後可重複使用。每天2次，連洗1～3天，此方一直用於痔瘡的臨床治療，效果很好。

∞老中醫推薦方∞

增效食療方

銀耳紅棗湯

【具體作法】銀耳100克，紅棗50克。先將銀耳冷水脹發洗淨，與紅棗一同小火煨爛，分次服用，每日2次。

【功效】滋陰生津，益氣止血。主治內痔出血屬虛證，伴有氣短、乏力者。

馬齒莧魚腥草

【具體作法】鮮馬齒莧、鮮魚腥草各250克，麻油、醬油、雞精粉、醋、白糖各適量。鮮馬齒莧、鮮魚腥草同入沸水中稍微汆燙，撈出待涼，放入調料拌勻，分頓佐餐。

【功效】清熱解毒，散血消腫。馬齒莧清熱解毒，散血消腫；魚腥草清解

熱毒。兩者配合，可增強其清熱解毒之功，適用於實熱痔瘡患者。

增效足浴方

生地黃地榆足浴方

【具體操作】生地黃20克，地榆炭、當歸炭各15克，側柏炭30克。將上藥同入鍋中，加水適量，煎煮30分鐘，去渣取汁，與3000CC開水同入泡足桶中，先薰蒸，後泡足。每次30分鐘。每晚1次，5天為1個療程。

【功效】清熱，涼血，止血。治療痔瘡便血。

蒼朮黃柏足浴方

【具體操作】蒼朮30克，黃柏20克，蒲公英50克。將上藥同入鍋中，加水適量，煎煮30分鐘，去渣取汁，與3000CC開水同入泡足桶中，先薰蒸，後泡足。每次30分鐘。每晚1次，5天為1個療程。

【功效】清熱解毒，涼血活血。緩解痔瘡引起的肛門腫痛。

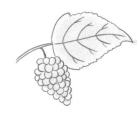

乳腺增生，簡便刮痧除病痛

 患者小檔案

症狀：乳腺增生。

實用小偏方：刮拭肩胛，刮拭與乳房同水平高度的脊柱和兩側的背肌，在刮拭時應注意尋找壓痛點，對它們進行重點刮拭，一旦疼痛區域出痧，或者疼痛減輕，結節變軟縮小後，乳腺增生便可望縮小，乳房脹痛的症狀也會隨之減輕或消失。

　　許女士幾個月前洗澡時，發現乳房上有腫塊，心裡感覺不是什麼好事，也沒有心情安心工作，於是便請假去醫院檢查，檢查後，被診斷為乳腺增生症。從得知這個診斷那天起，她就經常惴惴不安，異常緊張，生怕腫塊以後變成乳癌。這讓她更加失魂落魄，日常生活和工作變得一團糟。身邊的人看她每日在擔憂中度過，真擔心某天她的健康防線被摧毀，禁不住發問：乳腺增生真這麼可怕嗎？

　　乳腺增生既非炎症，也非腫瘤，它是指乳腺上皮和纖維組織增生，乳腺組織導管和乳小葉在結構上的退行性病變及進行性結締組織的生長。近年來，患上乳腺增生的女性不在少數，發病率呈逐年上升的趨勢，而且年齡也越來越年輕化。

　　其實，乳腺增生不是一天兩天就能患上的，它是一種慢性疾病，大多數女性患上此病，多是由於一些不良的生活習慣慢慢累積，而使乳腺血液循環不暢、身體激素不穩定，最終才導致乳房出現不良的反應，疾病發生。

　　中醫學認為，乳腺增生主要與肝、腎、胃三經有關，其中肝經行於乳房的外側，腎經行於乳房的內側。而腎主生殖發育，肝主疏泄，且經絡循環於乳房。無論是經絡調理還是服藥調治，都主要指向肝、腎兩臟或兩經。因此，中醫常透過疏通經絡的方法來防治乳腺增生。

具體作法：刮拭與乳房同水平段的脊柱和兩側的背肌，也就是通常所說的肩胛部位。為了取得理想的效果，在刮拭時應注意尋找壓痛點，對它們進行重點刮拭，一旦疼痛區域出痧，或者疼痛減輕，結節變軟縮小後，乳腺增生便可望縮小，乳房脹痛的症狀也會隨之減輕或消失。

刮痧治療時，需要注意的是，室內需保暖，必須注意避免風口，只要刮至毛孔張開即可，不一定強求出痧。刮拭結束後，最好飲1杯溫開水（最好為淡鹽水），並休息15～20分鐘，並且30分鐘內不宜洗涼水澡。

此外，在經前7天每天服用加味逍遙丸，並配合應用一些鹿角膠之類的「補氣藥」，可行血中之氣，治療乳腺疾病效果也比較好。

∞老中醫推薦方∽

增效食療方

蘿蔔拌海蜇皮
【具體作法】白蘿蔔200克，海蜇皮100克，低鈉鹽、植物油各適量，白糖、蔥花、麻油各少許。將白蘿蔔洗淨，切成細絲，用低鈉鹽拌透；再將海蜇皮切成絲，先用涼水沖洗，再用冷水漂清，擠乾，與蘿蔔絲一起放碗內拌勻。炒鍋上火，下植物油燒至七分熱，放入蔥花爆香，趁熱倒入碗內，加白糖、麻油拌勻即成，佐餐食用。
【功效】可緩解乳腺增生引起的胸悶、心煩、乏力。

海帶煮豆腐
【具體作法】豆腐1塊，海帶2～3尺許，低鈉鹽、雞精粉、食醋各少許。將海帶切段，豆腐切塊，一同煮熟，放入低鈉鹽、雞精粉、食醋調味，即可盛出，飲湯食菜。

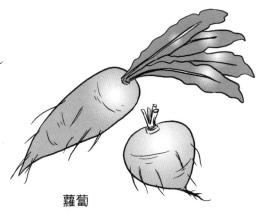

蘿蔔

【功效】海帶對乳腺疾病有較好的治癒效果,因此,患有乳腺增生的患者應常吃。

🍵 天合紅棗茶

【具體作法】天門冬15克,合歡花8克,紅棗5枚,蜂蜜少許。將天門冬、合歡花、紅棗一同放入茶壺中,以沸水沖泡,加蓋悶約15分鐘,濾出茶湯,加蜂蜜調味,即可頻飲。

【功效】此茶可開鬱理氣,乳腺增生患者感到胸悶時,可每日一劑,泡茶頻飲,有助於緩解。

增效經穴方

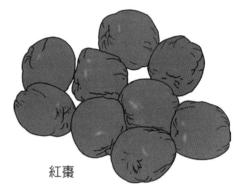

紅棗

【具體操作】

❶推撫法:患者取坐位或側臥位,充分曝露胸部。先在患側乳房上撒些滑石粉或塗上少許液狀石蠟,然後雙手全掌由乳房四周沿乳腺管輕輕向乳頭方向推撫50～100次。

❷揉壓法:以手掌上的小魚際或大魚際著力於患部,在紅腫脹痛處施以輕揉手法,有硬塊的地方反覆揉壓數次,直至腫塊柔軟為止。

❸揉、捏、拿法:以右手五指著力,抓起患側乳房部,施以揉捏手法,一抓一鬆,反覆施術10～15次。左手輕輕將乳頭揪動數次,以擴張乳頭部的輸乳管。

❹振盪法:以右手小魚際部著力,從乳房腫結處,沿乳根向乳頭方向做高速振盪推趕,反覆3～5遍。局部出現有微熱感時,效果更佳。

【功效】消腫散瘀,活血通絡。輔助治療乳腺增生症。

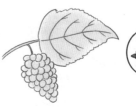

豆腐配豆苗，中老年減肥的佳餚

患者小檔案

症狀：肥胖，體態臃腫。

實用小偏方：將豆腐、豌豆苗各500克，鹽、醋、蒜末各少許。將水煮沸後，把豆腐切塊下鍋，亦可先用菜油煎豆腐一面至黃，再加水煮沸後，下豆苗，燙熟即起鍋（切勿久煮），撈出後，加入蒜末、鹽、醋拌勻，搭配主食食用。

　　大明是我的老同學，一天，他氣呼呼地來到我診所，見了我就問：「你說年紀都那麼大了，還想著減肥，真不知道我爸是怎麼想的。」我聽著有些丈二金剛摸不著頭腦，只好先沏杯茶給他，然後再讓他慢慢說。他說他爸爸最近總想著減肥，每天只吃素菜不吃肉，而且晚飯也不吃了，準備節食減肥。他擔心老人家身體出問題，於是勸阻他不要減肥，結果倒被老人家數落了一頓，心裡有氣，乾脆也不聽了，氣呼呼地來找我，讓我給評評理。

　　我聽後笑一笑，這種小事也要生氣，我讓他靜下來，等他氣消了，讓他回家好好問問他爸，最近身體體檢結果。他這才反應過來，是不是老人家身體出問題了，所以才想減肥。馬上不生氣了，趕著開車回家，到家一問，才知道他爸爸身體檢查結果是：偏胖、血管內脂肪過多，血壓不穩定。醫生建議回家後，飲食要清淡，適當減肥降脂，否則有患上高血壓、高血脂等慢性疾病的可能。這一下，才知道錯怪了爸爸，趕忙給他賠不是，說一定配合老人家減肥，還讓老人家來我診所看看有沒有什麼偏方能安全減肥。

　　一般來說，肥胖者為表實本虛，表面形體壯實，而實際為正氣不足。中醫學認為，人到老年身體機能由盛轉衰，活動減少，各臟腑功能減弱，代謝功能降低，加之生活安逸，好坐好靜，氣血流行緩慢，脾胃消化減

弱，水穀精微失於輸化為膏脂和水濕積於肌膚，導致肥胖。我給大明爸爸推薦一個食療偏方—豆腐拌豆苗。

　　具體作法：將豆腐、豌豆苗各500克，鹽、醋、蒜末各少許。將水煮沸後，把豆腐切塊下鍋，亦可先用菜油煎豆腐一面至黃，再加水煮沸後，下豆苗，燙熟即起鍋（切勿久煮），撈出後，加入蒜末、鹽、醋拌勻，即可搭配主食食用。每天食用一次，可通便降脂、減肥輕身。特別適合大明爸爸這樣的中老年肥胖者。

　　我囑咐大明，老人家脾胃虛，最好能正常吃飯，節食減肥不可取，此外，讓老人家多鍛鍊，促進身體的新陳代謝。大明點點頭，陪著回家了。

✂老中醫推薦方✃

增效食療方

🥢 紅豆粥
【具體作法】小紅豆30克，白米50克。將小紅豆、白米洗淨，入鍋，加清水煮至粥成。每日早晚食粥。
【功效】氣血雙補，滋陰暖肝，降脂減肥，適合治療老年肥胖。

🥢 涼拌豆芽
【具體作法】綠豆芽50克，米醋、低鈉鹽、生薑末各適量。將綠豆芽擇洗乾淨，入開水鍋內氽燙一下，撈出裝盤，加米醋、低鈉鹽、生薑末拌勻，即可食用。
【功效】減肥輕身，降脂減肥，適合治療老年肥胖。

🥢 雙菇涼瓜絲
【具體作法】苦瓜150克，香菇、金針菇各100克，醬油、薑、糖、香油各適量。將苦瓜切成細絲，薑片切成細絲，香菇浸軟切絲，金針菇切去尾端洗淨，油爆薑絲後，加入苦瓜絲、冬菇絲及低鈉鹽，同炒片刻；將金針菇

加入同炒，加入調味料炒勻即可食用。

【功效】香菇、金針菇能降低膽固醇；苦瓜富含纖維素，可減少脂肪吸收。

增效足浴方

四皮輕身足浴方

【具體操作】茯苓皮30克，五加皮、大腹皮各20克，生薑皮15克。將以上藥物入鍋，加水適量，煎煮30分鐘，去渣取汁，與3000CC開水一同倒入泡足桶中。先薰蒸，後泡足30～40分鐘，每晚1次。7天為1個療程。

【功效】健脾滲濕，驅散聚集的濕氣，排除人體多餘的水分，清理血中多餘油脂，產生減肥輕身的效果。

冬瓜皮白茅根足浴方

【具體操作】乾冬瓜皮、葫蘆瓢各100克，白茅根60克，馬鞭草30草，米酒50CC。將以上前4味藥入鍋，加水煎煮30分鐘，去渣取汁，與3000CC開水及米酒一同倒入泡足桶中。先薰蒸，後泡足30～40分鐘。每晚1次。7天為1個療程。

【功效】輕身健體，健脾滲濕，驅散聚集的濕氣，排除人體多餘的水分，對下肢的減肥效果較明顯。

車前子生薑片足浴方

【具體操作】車前子50克，生薑3片。將車前子、生薑入鍋，加水煎煮30分鐘，去渣取汁，與3000CC開水一同倒入泡足桶中。先薰蒸，後泡足30～40分鐘。每晚1次。7天為1個療程。

【功效】車前子利尿排水、滲濕消腫，生薑助發汗、散寒解表，促進血液循環。

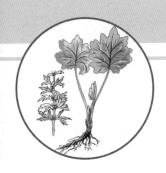

第二章

【呼吸系統】小偏方

人如果不能呼吸，生命就會停止。呼吸系統最主要、最基本的功能是進行氣體交換。一些小偏方的運用，可以讓你輕鬆找回暢快呼吸的感覺。

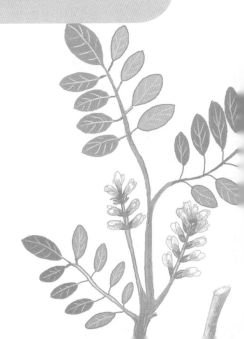

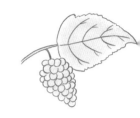

蜂蜜治哮喘，既潤肺又營養

患者小檔案

症狀：哮喘，打噴嚏，咳嗽不斷，喘不上氣。

實用小偏方：取柚子1個，去皮，削去內層白髓，切碎，放於蓋碗中，加適量麥芽糖或是蜂蜜，隔水蒸至爛熟，每天早晚1匙，用少許熱黃酒服下，止咳定喘的效果頗佳。

如果你身邊老是有一個人不停地咳嗽，甚至呼呼喘氣，你肯定會退避三舍、敬而遠之吧。李伯伯前些年患上了哮喘，這幾年沒少跑醫院，藥也吃了不少，但治療效果並不好。每當遇上天氣狀況不好時，或是受涼，李伯伯的哮喘病就會加劇，打噴嚏、咳嗽不斷，而且明顯感到上氣不接下氣，有時一陣咳嗽後，就會呼呼大口喘氣，臉憋得發青，讓李伯伯的老伴看了，甚是擔心，不知道如何是好。

大家都知道，哮喘常表現為發作性帶有哮鳴音的呼吸困難，持續數分鐘至數小時後自行或經治療後緩解。哮喘是因為吸入刺激性氣體和有害氣體、病毒、食物和藥物等，使呼吸器官受到刺激收縮，導致呼吸不暢，身體氧分不足而引起大口呼吸。嚴重的可延續數日或數週或呈反覆發作病程。長期反覆發作常併發慢性支氣管炎和肺氣腫。

如果瞭解了哮喘的發病原因，知道從根本上去治療的話，這就很容易了。臨床上常讓患者用氣管擴張劑，輕輕一吸，馬上就能平息哮喘。它能有效地使器官擴張，使足夠的氧氣參與血液運輸，只是有些副作用，並且價格比較高，所以很多人都不太願意使用。

其實，對於哮喘，也有一個不錯的治療偏方，即用蜂蜜。大家都知道，蜂蜜是一種營養豐富的天然滋養食品，也是最常用的滋補品之一，平時咱們走訪親友也愛用它作伴手禮。它有潤肺解毒的功效，且低糖高營養，易於吸收，對女性、幼兒特別是老年人，具有良好的保健作用。下面

介紹幾種適用於哮喘患者的蜂蜜方。

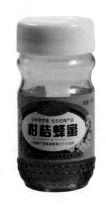

具體作法：

❶葡萄泡蜂蜜：葡萄500克，什麼品種的都行，蜂蜜500克。將葡萄泡在蜂蜜裡，裝瓶泡2～4天後便可食用，每天3次，每次3～4小匙。

❷柚子蜂蜜飲：取柚子1個，去皮，削去內層白髓，切碎，放於蓋碗中，加適量麥芽糖或是蜂蜜，隔水蒸至爛熟，每天早晚1匙，用少許熱黃酒服下，止咳定喘的效果頗佳。

❸蜂蜜黃瓜子：蜂蜜、黃瓜子、豬板油、冰糖各200克。將黃瓜子晒乾，研成細末，與蜂蜜、豬板油、冰糖放在一起用鍋蒸1小時，撈出豬板油肉筋，裝在瓶罐中。在數九第一天開始，每天早晚各服一勺，治療冬季哮喘效果十分明顯。

❹核桃芝麻蜂蜜飲：核桃250克，黑芝麻100克。兩物搗碎混合，加入一勺蜂蜜、兩勺水進行拌勻，放在蒸籠裡蒸20分鐘，每天早、晚分兩次飲食，能治療老年性哮喘，持續多天會有效果。

❀老中醫推薦方❀

增效食療方

蠶豆燉花生仁

【具體作法】

蠶豆150克，花生仁100克，紅糖適量。將蠶豆洗淨，泡脹；花生仁洗淨。砂鍋中放入蠶豆、花生仁，加水上火煮沸後，改用小火燉爛，加少許紅糖即可食用。

【功效】蠶豆有健脾開胃、利水消腫的作用；花生仁能潤肺化痰、潤腸通便。兩者合用，適用於哮喘者減輕其咳嗽、氣短等症狀。對蠶豆過敏者禁用。

🥣 甜杏仁燉梨

【具體作法】甜杏仁9克，梨1個。將梨洗淨挖一小洞，納入杏仁，封口，加少許水煮熟。吃梨飲湯，每日1次。

【功效】潤肺止咳。治慢性氣管炎咳喘，肺虛久咳、乾咳無痰等症。

🥣 魚腥草絲瓜湯

【具體作法】魚腥草、絲瓜各50克。將絲瓜切片，魚腥草寸段，用常法加調料製成湯，即可食用。

【功效】宣肺清熱，化痰止哮。魚腥草性微寒，能清肺熱並解毒，通利小便；絲瓜性涼，能清熱化痰，對哮喘有很好的療效。

🥣 山楂胡桃茶

【具體作法】胡桃仁150克，白砂糖200克，山楂50克。將山楂加入適量清水中，用中火煎熬3次，每次20分鐘，過濾去渣取汁濃縮至1000CC。胡桃仁加水浸泡半小時，用石磨將其磨成茸漿，加適量水調勻。最後將山楂汁、白糖、胡桃仁漿放在一起攪拌均勻，燒至微沸，即可食用。

【功效】補益肺腎，潤腸消食。胡桃仁與山楂、白砂糖同用，能補肺腎、潤腸燥、消飲食、活血脈、生津液，其味酸甜相合，酸不傷齒，甜不覺膩，對於哮喘有一定的功效。

增效經穴方

【具體操作】
    ❶按揉百會、百勞穴各50～100次。
    ❷按揉迎香、上星穴各30～50次。
    ❸棒揉氣管、平喘、肺等各穴5分鐘，頻率每分鐘90次，力道輕重兼施，以輕柔為宜。
    ❹指揉咽喉穴5分鐘，頻率每分鐘60次，力道適中。

【功效】疏通血脈，止咳定喘。提高人體防病能力，治療哮喘、咳嗽，肩

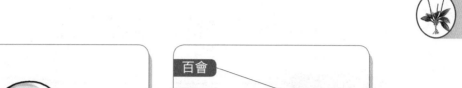

背痛症。

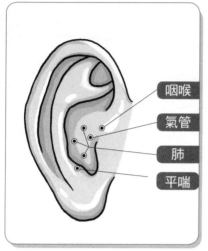

咽喉
氣管
肺
平喘

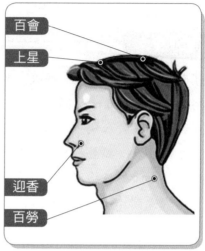

百會
上星
迎香
百勞

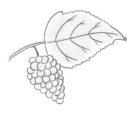

五味子、雞蛋，消除肺氣腫的良方

患者小檔案

症狀： 肺氣腫感到氣短，呼吸困難，乏力，食欲不強。

實用小偏方： 取五味子250克，雞蛋10顆。五味子洗淨，浸泡30分鐘。雞蛋洗乾淨，放入鍋中，加冷水沒過雞蛋，加少量鹽攪拌，水燒開後小火煮10分鐘。雞蛋撈出，用冷水浸泡一下。在菜板上輕輕把雞蛋殼打碎，使表面形成均勻的小裂紋。鍋中加適量冷水，加入五味子、雞蛋，大火煮開，小火煮30分鐘，煮完後浸泡至少1小時後盛出即可食用。

　　吳伯伯，今年60歲，經常稍微一活動就喘不上氣來。原來吳伯伯幾年前患有慢性支氣管炎，去年檢查出肺氣腫。在治療肺氣腫的過程中，吳伯伯服用了大量西藥，但是效果不是很明顯。吳伯伯的兒子擔心西藥激素過多，副作用大，影響老人家身體健康，就轉而求助於中醫療法。後來，一位老中醫給吳伯伯開了幾副中藥，服用了一段時間，病情開始有了好轉，可就在這時，吳伯伯說不喝了，說實在是受不了中藥味，聞著就開始感到噁心，家人怎麼勸也不行。無奈之下，兒子兒媳開始四處打聽治療肺氣腫的偏方。後來，經熟人介紹，得知我這裡有很多小偏方，便帶著父親來到了診所。

　　肺氣腫是慢性支氣管炎（慢支）最常見的併發症。由於支氣管長期炎症，管腔狹窄，阻礙呼吸，導致肺泡過度充氣膨脹、破裂，損害和減退肺功能而形成。常見有兩種損害形式：一是先天性，缺少某類蛋白質抑制的分解酵素，從而侵犯肺泡壁而變薄，氣壓脹大使肺泡破裂，壯年為多；另一種因空氣污染，慢支發作，肺上端受侵害所致。像吳伯伯這種情況，我推薦他用五味子煮雞蛋食用，可治療肺氣腫。

　　五味子，俗稱山花椒，性溫味酸、甘，歸肺、心、腎經。在《新修本

草》載「五味皮肉甘酸，核中辛苦，都有鹹味」，故有五味子之名。它具有收斂固澀、益氣生津、補腎寧心的功效。用於治療久咳虛喘、夢遺滑精、遺尿尿頻、久瀉不止、津傷口渴、短氣脈虛、內熱消渴、心悸失眠等病症。此外，五味子內含有豐富的有機酸、維生素、類黃酮、植物固醇及有強效復原作用的木酚素，是兼具精、氣、神三大補益的少數藥材之一，能益氣強肝、增進細胞排除廢物的效率、供應更多氧氣、營造和運用能量、提高記憶力及性持久力。古時候，俄羅斯獵人每次遠行狩獵之前必定服用五味子以強身補氣。

具體作法：

取五味子250克，雞蛋10顆。五味子洗淨，浸泡30分鐘。雞蛋洗乾淨，放入鍋中，加冷水沒過雞蛋，加少量鹽攪拌，水燒開後小火煮10分鐘。雞蛋撈出，用冷水浸泡一下。在砧板上輕輕把雞蛋殼打碎，使表面形成均勻的小裂紋。鍋中加適量冷水，加入五味子、雞蛋，大火煮開，小火煮30分鐘，煮完後浸泡至少1小時後盛出即可食用。

如果嫌麻煩的話，還可以用五味子做雞蛋湯，取五味子20克，雞蛋1顆，五味子洗淨，浸泡，用清水700CC（約2碗半量）和雞蛋一起煎煮，蛋熟後撈起放在冷水中浸泡片刻，去殼後再放回煎煮，約1小時燉至湯汁剩250CC（約1碗量），加入少許白糖便可。

吳伯伯按照此方法治療了十多天後，打來電話說咳喘、氣喘、呼吸困難、胸悶等症狀明顯減輕，我讓吳伯伯繼續服用，等肺氣腫症狀完全消失，再停止服用。

৪০老中醫推薦方৪০

增效食療方

🍚 貝母冬瓜

【具體作法】小冬瓜1個，貝母12克，杏仁10克，冰糖少許。冬瓜切去上端當蓋挖出瓜瓤，填入貝母、杏仁、冰糖，入鍋內蒸熟後早晚分服。

066668

【功效】止咳，化痰，潤肺。

蛤蚧童子雞

【具體作法】蛤蚧1對，童子雞1隻。童子雞去毛及內臟，洗淨，與蛤蚧及蔥、薑、鹽一起加水，燉熟爛，吃肉喝湯。每週2～3劑，每日1次，隨意食用。

【功效】補肺脾腎。適用於肺氣腫動輒氣喘者。

芝麻糞

【具體作法】黑芝麻250克，白蜜、冰糖各120克。黑芝麻與適量生薑汁同炒，白蜜蒸熟，冰糖搗碎蒸溶，各味混勻儲瓶備用。早晚各服1匙，每日2次。

【功效】溫中納氣。適用於腎虛型肺氣腫。

增效經穴方

【具體操作】

❶太陽穴、腎俞穴、膻中穴、中府穴、尺澤穴、內關穴、合谷穴、足三里穴、豐隆穴、太沖穴。

❷在以上穴位塗上刮痧油，用瀉法刮拭至局部皮膚充血，出痧為準，而後消除油漬，常規消毒。

【功效】補肺脾腎，溫中納氣，止咳化痰。

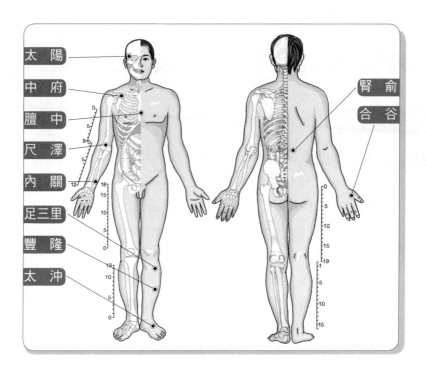

太　陽

中　府

膻　中

尺　澤

內　關

足三里

豐　隆

太　沖

腎　俞

合　谷

生薑豬排骨湯，對抗感冒初期有療效

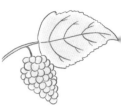

患者小檔案

症狀：感冒初期，鼻塞、流涕、噴嚏等症狀較輕時。

實用小偏方：生薑豬排骨湯，用生薑少許、豬排骨100克，斬至細碎狀，煮湯趁熱喝，每日2次，2～3天後即可痊癒。

　　流鼻涕、打噴嚏，甚至咳嗽，都是感冒的前期症狀，告訴我們要感冒了。感冒因為比較常見，有時我們並不把它當做疾病。根據我的經驗，不可大意，應該及時想辦法控制住，尤其是體質虛弱的中老年患者，更應該及時治療，可是社區的鄭管理員偏不聽勸。

　　鄭管理員是我們社區的保全公司專門看管車庫的，以前是一家紡織廠的工人，退休後，閒來無事，便去保全公司裡做了管理員。因為平時經常見到，也很熟悉。一天，我去車庫拿車，準備上班，見他一個噴嚏接著一個噴嚏的打，還不停地擦鼻涕，我就問他是不是感冒了，他說昨天夜裡風大，沒蓋好被子，大概是著涼了。我讓他趕緊買點生薑和豬排骨燉湯喝，別更嚴重了。他說自己身體好，還能撐，一點也不聽勸。結果，第二天他就來我診所了，說：「醫生，給我開點感冒藥吧，我這感冒難受的不行。昨天是我不好，沒聽你的勸。你昨天說的那什麼生薑豬排骨湯怎麼做啊？」我看了看他的症狀，感冒好像有些加重，如果只喝生薑豬排骨湯不容易好，於是，我給他開了一些感冒消炎藥，然後教他如何做生薑豬排骨湯。

　　具體作法：生薑少許，豬排骨100克，斬至細碎狀，煮湯趁熱喝，每日2次，2～3天後即可痊癒。

　　我讓他回家先燉湯，然後吃了感冒藥，好好休息一下，如果出汗了，一定要用乾毛巾擦乾，患上乾爽的衣服，千萬別再受涼了。鄭管理員聽後，連連點頭答應。

古人說過：「感冒是萬病之源」。趁它不嚴重時「出手」，然後好好休息最為重要。有的人想趕快治好它，立刻就想到抗生素，但是抗生素在殺死對人體有害的病菌時，也會阻礙人體的酵素。生薑煮豬排骨中，生薑具有消毒及發汗等功效，與熱湯的溫補作用相結合，可促進血液循環，還有發汗、通鼻的作用。趁熱喝並多休息，可滋補身體，增強免疫力，確實是治療初期感冒的最佳方法。

∞老中醫推薦方∞

增效食療方

紫蘇羌活茶

【具體作法】紫蘇葉10克，羌活9克，綠茶10克。將紫蘇葉、羌活、綠茶一同研磨成渣，放入杯中，沖入沸水，燜泡約10分鐘即可。每日1劑，不拘時溫服。

【功效】辛溫解表。可治療因風寒感冒引起的惡寒、發熱、無汗、肢體痠痛等症狀。

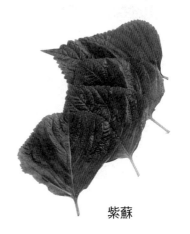

紫蘇

麻醬糖茶

【具體作法】茶葉5克，芝麻醬、紅糖各適量。將上述材料一同放入杯中，沖入沸水後調勻，燜泡約5分鐘後即可。隨量熱服，可頻飲。

【功效】有散寒解表的功效，可治療風寒感冒初起症狀。

牛蒡根菊花茶

【具體作法】牛蒡根12克，菊花8克。將牛蒡根置於鍋中，加水約600CC，大火煮沸，熄火，泡入菊花，加蓋燜約5分鐘即可。代茶飲用，可頻飲。

【功效】發汗解表，清熱散風。適宜外感風熱的感冒患者。由於風熱感冒取用食材性涼，脾虛腹瀉者需慎用。

增效驗方

熱毛巾潤鼻方
【具體操作】用紗布或小毛巾泡在燙手的熱水中，然後提起輕擰一下，再用熱毛巾的熱氣摀住流鼻涕的鼻孔，蒸幾下，反覆摀幾次後就會痊癒。
【功效】潤鼻通鼻，促進血液循環，抑制感冒。

食用油潤鼻方
【具體操作】感冒鼻子乾燥時，可用棉花棒蘸取少量食用油，沿鼻孔內側塗上即可。
【功效】防止鼻黏膜乾燥，預防傷風。

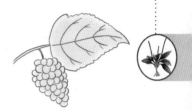

咳嗽不止，經絡按摩來幫你

患者小檔案

症狀：咳嗽，口乾口癢，頭痛，食欲不振。

實用小偏方：❶每晚臨睡前按摩少商穴、魚際穴、太淵穴、經渠穴、孔最穴、尺澤穴。❷把生薑放入平底鍋中，蓋上鍋蓋，用弱火燒，一會兒就冒出白煙，約4小時後變成青煙，這時就可熄火，待鍋冷卻後，打開蓋子，於睡前取2～3克薑，用開水沖服。

咳嗽不止在老年人中很常見。這天，我就接診了一位老年患者。他於3週前受涼感冒，老是口乾口癢，但不發燒，不流涕。吃了一些感冒藥後，逐漸有咳嗽，且伴有發熱、頭痛、食欲不振。後來感冒慢慢好轉，可是咳嗽越來越嚴重，每天凌晨四、五點鐘就會不停地咳嗽，最終被迫起床。

我告訴他，在中醫看來，凌晨三點到五點是「寅時」，是「肺經當令」的時候。如果老年人之前受涼導致肺失宣降，最容易在這個時候咳嗽不止。遇到這種情況，大家可以常按摩肺經來進行調理。

肺經經過少商穴，沿著手臂最外側一直向上延伸，手掌上大拇指與手掌連接的部位下方一寸有魚際穴，手腕有折痕的地方有太淵穴（手腕橫紋以上、拇指大魚際以下可以感到脈搏跳動的地方）、經渠穴（經渠穴位於人體的前臂掌面橈側，橈骨莖突與橈動脈之間凹陷處，腕橫紋上1寸）等，上臂中部有孔最穴（該穴位於前臂掌面橈側，在尺澤穴與太淵穴連線上，腕橫紋上7寸處），手肘處有尺澤穴（在肘橫紋中，肱二頭肌腱橈側凹陷處）。這幾個穴對於咳嗽都很有用。

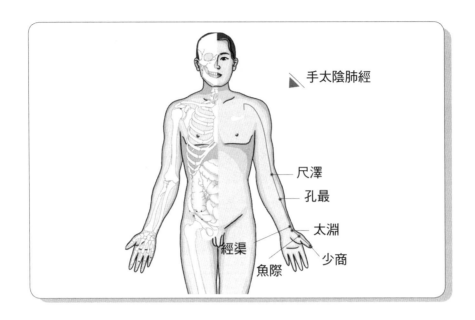

手太陰肺經

尺澤
孔最
太淵
少商
經渠
魚際

　　具體作法：每晚臨睡前按摩少商穴、魚際穴、太淵穴、經渠穴、孔最穴、尺澤穴，每穴5分鐘，可以幫助你順利進入夢鄉不再咳嗽，而白天則可以讓你風度翩翩，談笑風生。

　　如果無法固定每天按摩穴位，則可以去藥店買盒養陰清肺丸，將1/4養陰清肺丸按壓成一分硬幣大小，臨睡前敷於太淵穴上，用膠布固定好，第二天起床後揭下就可以了。如果氣虛症狀比較嚴重，則可在臨睡前將如患者拇指指甲大小的一片生曬參敷於太淵穴上，並固定好，生曬參最善補肺氣和脾胃之氣，能在不知不覺中將肺調理好。

　　他問我：「除了持續按摩穴位，還有沒有其他偏方呢？」我告訴他，黑燒生薑是治療咳嗽的特效藥，特別適合他這種受涼所致的咳嗽。作法是：把生薑放入平底鍋中，蓋上鍋蓋，用弱火燒，一會兒就冒出白煙，約4小時後變成青煙，這時就可熄火，待鍋冷卻後，打開蓋子，於睡前取2～3克薑，用開水沖服。一般到了次日早晨醒來，咳嗽就會痊癒。

❧老中醫推薦方❧

增效食療方

🥣 松子核桃膏

【具體作法】松子仁200克，黑芝麻、核桃仁各100克，蜂蜜200克，黃酒500CC。將松子仁、黑芝麻、核桃仁同搗成膏狀，入砂鍋中，加入黃酒，小火煮沸約10分鐘，倒入蜂蜜，攪拌均勻，繼續熬煮收膏，冷卻裝瓶備用。每日2次，每次服食1湯匙，溫開水送服。

【功效】滋潤五臟，益氣養血。適用於治療肺腎虧虛、久咳不止、腰膝酸軟、頭暈目眩等症。中老年人經常服用，可滋補強壯、健腦益智、延緩衰老。

🥣 百合蓮花湯

【具體作法】百合100克，蓮子50克，黃花、冰糖各15克。將百合、黃花用水洗淨，裝入盆內；蓮子去掉兩頭及皮，捅掉心洗淨，也放入湯盆內；湯盆內加入清水500CC，上籠用大火蒸熟後，放入冰糖，再蒸片刻即成。早晚空腹服，每天1劑。

【功效】百合潤肺止咳，蓮子養心安神，黃花潤肺下氣、止咳化痰，三者合用有潤肺止咳、下氣化痰之功效，適用於肺熱燥咳、健忘、早衰、皮膚粗糙、顏面皺紋增多等症。

🥣 川貝蒸梨

【具體作法】雪梨或鴨梨1個，川貝母6克，冰糖20克。將梨從柄部切開，挖空去核，將川貝母研成粉末後，裝入雪梨內，用牙籤將柄部復原固定。放大碗中加入冰糖，加少量水，隔水蒸半小時即可。將蒸透的梨和其中的川貝母一起食用。

【功效】川貝母為化痰止咳良藥，與雪梨、冰糖並用，則起化痰止咳、潤肺養陰之功效。適用於治療久咳不愈、痰多、咽乾、氣短乏力等症。

增效經穴方

【具體操作】

❶按揉百會、百勞各50～100次，按揉迎香、囟會各30～50次，力道適中。

❷按揉腎穴、脾穴、肺穴各50～100次。

❸棒推氣管、腎上腺反射區。內傷咳嗽積壓推3分鐘，頻率每分鐘90次，力道以輕柔緩和為宜；外感咳嗽積壓推5分鐘，頻率每分鐘120次，力道輕重兼施，以輕柔為宜。

❹掌擦耳腹部，掌心附於耳廓前面進行上下往返擦動3分鐘，頻率每分鐘120次，力道適中。

【功效】潤肺止咳，益氣養血。治療咳嗽。

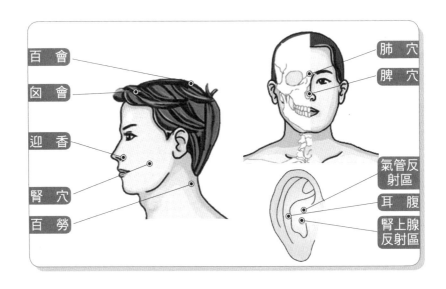

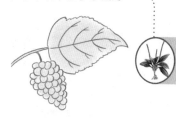

生薑，預防經常性感冒良藥

患者小檔案

症狀：鼻塞、流鼻涕、打噴嚏、咽喉腫痛。

實用小偏方：取薑片4～5片放入碗中，再用開水沖到盛有薑片的碗中，做消毒處理。或將薑片放在嘴裡含著，慢慢咀嚼，含10～30分鐘，不要一下吞下去。之後慢慢將薑片嚼爛，讓生薑的氣味在口腔內散發、擴散。

　　梁媽媽和我是住一個社區的，這老太太人很好，但體質很弱，三天兩頭感冒，每次流感來襲，她是必逃不掉的。輕則鼻子不通氣，或者流鼻涕、打噴嚏，重則流淚、咽部不適，有時也伴有發熱、咽痛、扁桃體發炎以及淋巴結腫大。接二連三的感冒讓她煩不勝煩，吃了許多西藥，都是治標不治本，藥吃下去就好，藥一停又復發了。為此，梁媽媽很是煩心，正巧今天下班時，我在社區裡碰見她，她便拉著我問，為什麼自己那麼容易感冒？讓我幫她出幾個好的方子解決一下難題。

　　我告訴梁媽媽，這是因為身體免疫力差，當遭遇病毒侵擾時，就會發生上呼吸道感染，導致經常性感冒。我教給梁媽媽一個偏方：天天早晨含生薑。

　　具體作法：每天早上起來，先飲一杯溫開水以潤腸胃。然後將生薑洗淨刮皮，切得像一元硬幣一樣薄，放4～5片在碗裡。再用開水沖到盛有薑片的碗中，做消毒處理。將薑片放在嘴裡含著，慢慢咀嚼，含10～30分鐘，不要一下吞下去。之後慢慢將薑片嚼爛，讓生薑的氣味在口腔內散發、擴散。

　　古人云：早上吃薑，勝過吃參湯。吃過生薑後，人會有身體發熱的感覺，這是因為它能使血管擴張，血液循環加快，促使身上的毛孔張開，這樣不但能把多餘的熱氣帶走，同時還把體內的病菌、寒氣一同帶出，對防

治風寒感冒、胃寒嘔吐、寒痰咳嗽等症十分有效。

當然，生薑不僅能防感冒，還能治感冒。當感冒初發，身體尚未發汗時，巧用生薑可促發汗散濕，提振陽氣。

具體作法：

❶老薑30克切片，蔥白6根切片，搗碎，和豆豉12克一起入鍋，加一杯水熬至半杯的濃度，瀝出殘渣，趁熱喝下，多穿衣服或睡在棉被中，使身體出汗即癒。

❷老薑15克切片，蔥白15克切碎，加茶葉10克，放一杯半的水同入鍋，煮好，瀝去殘渣，將湯汁倒入杯中服用，熱熱的一碗湯喝下去，感覺全身都暖了，自然能發汗排毒。

梁媽媽學了我的方法高興地回去了。半年後她告訴我，感冒頻率已經大大降低了，三、四個月都不會有一次了。

此外，患感冒而又不願吃藥時，還可用酒浴法。即在患者的關節等處，比如耳根下方、頸部兩側、腋窩、手臂內側、手腕、大腿根處、膝蓋內側、腳踝兩側、腳心等處，用紗布蘸酒（高濃度酒）來回擦拭30～40次，然後蓋被睡一覺即可好轉。

ᕗ老中醫推薦方ᕫ

增效食療方

蔥薑豆豉湯

【具體作法】蔥白5根，薑1片，淡豆豉20克。用砂鍋加水1碗煎煮。趁熱頓服，然後臥床蓋被發汗，注意避風寒。

【功效】解熱透表，解毒通陽。用於感冒初起，症見鼻塞、頭痛、畏寒、無汗等。

西瓜番茄汁

【具體作法】西瓜、番茄各適量。西瓜取瓤，去子，用紗布絞擠汁液。番

茄先用沸水燙，剝去皮，去子，也用紗布絞擠汁液。二汁合併，代茶飲用。

【功效】清熱解毒，祛暑化濕。治夏季感冒，症見發熱、口渴、煩躁、小便赤熱、食欲不佳、消化不良等。

紅糖.烏梅湯

【具體作法】烏梅4顆，紅糖100克。加水共煮濃湯。分2次服。

【功效】解表散寒，發汗退熱。治感冒，症見發熱、畏寒等。

冰糖蛋湯

【具體作法】雞蛋1顆，冰糖5克。冰糖放在杯底，加進1顆雞蛋，然後注入滾燙的開水，用蓋子蓋好，半分鐘後，掀起蓋子，以湯匙攪拌，趁熱喝下即可。

【功效】辛溫解表，消痰解毒。治風寒襲表引起的傷風感冒症。此方還有增強體力、治療咳嗽的作用。

增效經穴方

【具體操作】

❶按壓百會、天柱、腦戶穴位各30～50次，力道稍重，特別是打噴嚏、鼻塞嚴重時，百會、天柱二穴很有效。

❷用雙手拇指指端分推攢竹至兩側太陽穴30～50次，力道適中。

❸用雙手食指螺紋面按揉太陽穴30～50次，其旋轉方向為順時針方向。

❹用中指指端按揉迎香穴各30～50次。

❺用雙手食指、拇指指端著力相對捏揉或掐揉兩耳圖中穴位；或用火柴棒頭分別按壓兩耳圖中穴位各6分鐘，頻率為每分鐘120次，力道以輕柔為佳，但要輕重兼施。

【功效】辛溫解表，發汗退熱，排毒祛濕，預防感冒。

❶ 百會穴 在頭部，當前髮際正中直上5寸，或兩耳尖連線中點處。

❷ 腦戶穴 在頭部，後髮際正中直上2.5寸，風府上1.5寸，枕外隆凸的上緣凹陷處。

❸ 天柱穴 在項部大筋（斜方肌）外緣之後髮際凹陷中，約當後髮際正中旁開1.3寸。

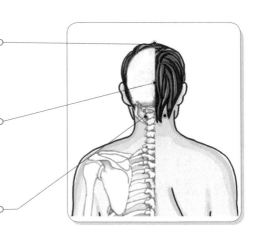

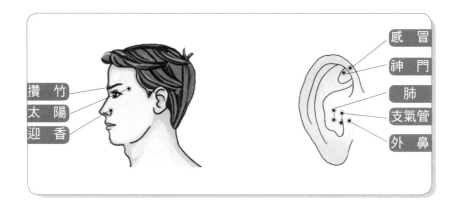

攢竹
太陽
迎香

感冒
神門
肺
支氣管
外鼻

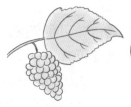

巧用鹽水和醋，就能治好咽喉炎

患者小檔案

症狀：咽喉炎，咽乾，咽癢，咽喉腫痛，吞嚥困難，全身不適感強。

實用小偏方：用濃鹽水漱口，先用熱水泡一杯濃鹽水，等水溫下降成溫水時，就開始漱口腔。讓濃鹽水在咽喉停留大概20秒，然後吐掉，每隔10分鐘重複漱口一次，連續10次即可。

夏季炎熱，很多人喜歡吃涼爽一些的東西，殊不知這樣很容易引起咽喉炎。咽喉炎是咽喉部位黏膜的炎症，一般可分為急性與慢性兩種，發作時，咽喉處感到發熱、刺癢和乾燥不舒服。病重者咽喉腫痛，舌本強硬、涎潮，喘急、胸膈不利、吞食疼痛，伴有畏寒、發熱、全身不適的症狀。聲音變為嘶啞，嚴重時失聲。喉內多痰而不易咳出，常黏附於聲帶表面。

一般年老體弱的人易患上此病，好似前陣子隔壁的孟奶奶就患上了咽喉炎。起初，她以為是上火了，也就沒把這件事放在心上，只是到藥店買了很多喉片、消炎藥吃。過了幾天，病情不但不見好轉，反而越來越嚴重了，於是，急匆匆去我家想找我看病。

也碰巧了，那天我輪休，正在家看電視，我見孟奶奶來了，趕緊請她坐下，老人啞著嗓子跟我說話，我這才知道孟奶奶生病了。於是，讓她張開嘴巴發出「啊」音，用小手電筒照著看了一下她的喉嚨，發現她的扁桃體有些腫大，咽喉部也比較紅。不過，幸好她的扁桃體沒有化膿，用不著考慮抗生素這種藥，我向她推薦了一個偏方。

具體作法：準備一點濃鹽水和幾根棉花棒，然後仰頭張嘴，將蘸有濃鹽水的棉花棒伸到咽喉部位輕輕點幾下，接著閉上嘴巴，讓鹽水慢慢地往下浸，喉嚨裡感到鹹味，就會受刺激產生口水，再慢慢地嚥下去。如果嫌這個麻煩，也可以用濃鹽水漱口。

先用熱水泡一杯濃鹽水，等水溫下降成溫水時，就開始漱口腔。讓濃

鹽水在咽喉停留大概20秒，然後吐掉，每隔10分鐘重複漱口一次，連續10次即可。

孟奶奶回家以後試了兩回，過了幾天，打電話來說，她的喉嚨腫痛症狀完全消失了，她問我：「怎麼用鹽水就能治好我的咽喉炎啊？」我告訴她，之所以有這個效果，是因為鹽具有氧化性，混合一定比例的水以後有很好的殺菌消毒作用，能夠殺滅咽喉部的細菌、病毒，同時對於咽喉局部的炎症反應、水腫、滲出亦有抑制作用。

其實，治療咽喉炎還有別的方法，我給孟奶奶又推薦了兩則偏方，以備不時之需。並告誡她平時少吃點辛辣刺激的食物，以免引起扁桃腺發炎，導致咽喉炎發作。

具體作法：鍋內倒入100CC食醋，把一顆雞蛋放到裡面煮，約煮15分鐘之後關火即可。然後把雞蛋和醋一起吃下。或者將100CC醋燒沸，放涼後備用。每次服1小匙，慢慢嚥之，日嚥數次。

這兩則偏方適合因咽喉炎引起咽癢、聲音嘶啞的情況，效果立竿見影。之所以有此療效，是因為醋味酸、甘，性平，有散瘀、解毒、消腫的功用。不過，此方病癒即止，多食會損齒傷胃。且脾虛濕盛有骨關節病痛者不宜使用此方。

溫馨提醒

每天早起後，在左手掌心塗上3～4滴白花油，按摩（順時針方向）咽喉部位20～30次。此方對咽喉炎早期患者極為有益。

老中醫推薦方

增效食療方

荸薺百合羹

【具體作法】荸薺（馬蹄）30克，百合1克，雪梨1個，冰糖適量。將荸薺洗淨去皮搗爛，雪梨洗淨連皮切碎去核，百合洗淨後，三者混合加水煎

煮，後加適量冰糖煮至熟爛湯稠。溫熱食用。

【功效】清熱生津，涼血解毒，化痰消積。對治療咽喉疼痛、咽喉炎有較好的效果。

柿子燒灰蜜丸

【具體作法】乾柿子、蜂蜜各適量。將乾柿子燒灰，研為末，煉蜜為丸。每服6～9克，日服2次，開水送下。

【功效】清肺化痰，止渴潤喉。對咽喉炎所致的咳嗽痰多有特效。

膨大海生地茶

【具體作法】膨大海5枚，生地12克，冰糖30克，茶葉適量。上藥共置熱水瓶中，沸水沖泡半瓶，蓋悶15分鐘左右，不拘次數，頻頻代茶飲。

【功效】清肺化痰，止渴潤喉。適用於慢性咽喉炎屬肺陰虧虛者，如聲音嘶啞，多語則喉中燥癢或乾咳，喉部暗紅，聲帶肥厚，甚則聲門閉合不全，聲帶有小結，舌紅苔少等。

增效經穴方

【具體操作】

❶按揉太陽穴50次，向前向後各25次，力道以產生脹痛感為宜。

❷用中指指腹點揉翳風、廉泉、下關穴各50～100次。

❸按揉百勞穴、首面穴、肝穴各30～50次。

❹用拇指指腹推揉橋弓穴左右各10次。

❺用中指指端叩擊咽喉穴各50～100次。

❻拿捏風池穴10～20次。

❼揉捏耳部的扁桃體穴3分鐘，頻率每分鐘60次，力道以輕柔為主。

❽拿捏耳輪部3分鐘，頻率每分鐘60次，力道適中。

【功效】生津止咳，清肺化痰。輔助治療咽喉炎。

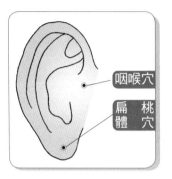

咽喉穴

扁桃
體穴

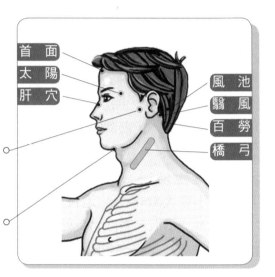

首 面
太 陽
肝 穴

風 池
翳 風
百 勞
橋 弓

❶ 下關穴　在面部耳前方,當
顴弓與下頜切跡所形成的凹
陷中。

❷ 廉泉穴　在頸部,當前正中
線上,結喉上方,舌骨上緣
凹陷處。

慢性支氣管炎，想標本兼治就做腹式呼吸

患者小檔案

症狀：慢性支氣管炎。

實用小偏方：腹式呼吸，患者坐臥、平躺，右手在下，左手在上，兩手疊加，輕輕放在肚臍下3橫指位置，用於感受腹部的起伏變化。然後，把嘴合上，用鼻子慢慢深吸氣，把空氣直接吸入腹部，然後再慢慢呼氣，呼氣時要長且慢，不要中斷，將所有廢氣從體內全部呼出來。注意呼氣時把嘴唇併攏，留一條小縫，像魚口吹泡泡一樣。

一天，媽媽剛從劇團回來，就打電話叫我晚上務必回家一趟，我還當她們哪一個生病了呢，焦急地熬到下班，趕緊回了家。結果，爸媽都沒生病，但是家裡多了位客人，媽媽給我介紹說：「這是社區主任醫生，所以想邀請你去社區做一次『防治慢性支氣管炎』的偏方講座。」我聽後有些猶豫，因為以前從來沒做過什麼講座，而且診所最近也比較忙，所以想要推脫，但後來聽了主任說，現在社區裡患「慢性支氣管炎」的老人不在少數，有些因為家庭經濟條件不好，只能在家中臥床，去不了醫院，而家庭情況好的老年人，自己也去不了醫院，只能等兒女回家了，開車送老人去醫院治療。我聽後，心中不忍，便答應了下來。

講座在社區的禮堂裡進行，當天社區的老人來了很多，我告訴他們，慢性支氣管炎是一種比較麻煩的病症，不易痊癒，即使治癒了，也容易反覆發作。這是因為患者肺裡的氣管長期受到炎症的破壞，縮窄了很多，當呼氣時，由於很多廢氣排不乾淨，導致新鮮空氣無法進入，這就會讓患者感到氣不夠用，喘不上氣來，所以，要想徹底治好慢性支氣管炎，就要從呼吸著手。

那麼，患者該怎麼做呢？我給他們講了一種簡單的腹式呼吸法，學名叫「縮唇式呼吸法」，也可稱之為「吹泡泡呼吸法」，因為需要嘴唇和腹

部的協同配合。

具體作法：患者坐臥、平躺，右手在下，左手在上，兩手疊加，輕輕放在肚臍下3橫指位置，用於感受腹部的起伏變化。然後，把嘴合上，用鼻子慢慢深吸氣，把空氣直接吸入腹部，手能感覺到腹部微微隆起，吸氣越深，腹部隆起越高，隨著腹部擴張，橫膈膜就下降。慢慢呼氣，呼氣時要長且慢，不要中斷，手能感覺腹部朝脊柱方向收，隨即儘量收縮腹部，將所有廢氣從體內全部呼出來。注意呼氣時把嘴唇併攏，留一條小縫，像魚口吹泡泡一樣。

做腹式呼吸時，應儘量緩慢，盡可能地多吸一些氣，也要盡可能地把肺裡的氣全吐出去。每分鐘呼吸7～8次最好，但也不要為了達到這個目標而強行憋氣，以舒服為準即可。這個方法每天至少做3次，每次15分鐘左右，如此持續一個月，便可見效。

長期保持這種呼吸方式，能讓患者漸漸養成腹肌、胸肌一起用力呼吸的習慣，強壯胸部呼吸肌，改善肺氣腫患者呼吸肌力量不足的情況。有效鍛鍊胸部呼吸肌，增強患者的呼吸能力，雙管齊下，徹底治癒慢性支氣管炎。

溫馨提醒

加強體能鍛鍊，提高體質，戒除菸酒，避免胸背部受寒，冷天外出應戴口罩，居處要安靜整潔，空氣清新，勿去潮濕陰暗之所。急性發作或發熱不退者，應到醫院治療。

∞老中醫推薦方∞

增效食療方

甜杏仁粥

【具體作法】杏仁15克，白米50克。杏仁去皮尖，水研濾汁，加入白米，煮粥食用。

【功效】健脾消食，鎮咳化痰。適用於風寒型支氣管炎，特別是有胸悶、氣喘或便祕者。陰虛咳嗽、大便溏稀者忌服。

車前子粥
【具體作法】車前子10克，白米100克。將車前子用布包好後煎汁，再將白米入車前子煎汁中同煮為粥，每日早晚溫熱食。
【功效】利水消腫，養肝明目，祛痰止咳。適用於老人慢性氣管炎及高血壓、尿道炎、膀胱炎等。

大蒜食醋飲
【具體作法】大蒜250克，食醋250CC，紅糖90克。將大蒜去皮搗爛，浸泡在糖醋溶液中，一週後取其汁服用，每次一湯匙，每日3次。
【功效】溫中散寒，潤肺定喘，止咳化痰。用於治療支氣管炎。

增效足浴方

平地木瓜蔞足浴方
【具體操作】平地木25克，蒸百部、全瓜蔞、桃仁各10克，絞股藍30克，焦山楂20克，炙甘草10克。將上藥加水2000CC，煎數沸，取藥液倒入腳盆中，先薰蒸，待溫度適宜時泡洗雙腳，每天2次，每次30分鐘，10天為1療程。
【功效】理氣化痰，止咳平喘，扶正固元。主治慢性支氣管炎，適宜寒邪侵襲、寒痰壅滯、肺脾兩虛患者。

茜草橙皮足浴方
【具體操作】鮮茜草30克，橙皮20克。上藥加清水適量煎沸10分鐘，取藥液同1000CC開水倒入腳盆中，先薰蒸，待溫度適宜時泡洗雙腳，每天2次，每次40分鐘，10天為1療程。
【功效】理氣調中，燥濕化痰。主治慢性支氣管炎。

牽牛子橘皮足浴方

【具體操作】牽牛子50克，橘皮、佛耳草各60克，白芥子30克。將以上4味藥入鍋加水適量，煎煮20分鐘，去渣取汁，與2000CC開水同入腳盆中，先薰蒸，後泡洗雙腳，每天1次，每次40分鐘，5天為1個療程。

【功效】燥濕化痰，祛濕止咳。主治慢性支氣管炎。

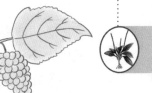

熱敷後背和前胸，遠離乾咳的煩惱

患者小檔案

症狀：乾咳不斷、無痰，怕冷空氣怕煙霧，夜間咳嗽加重。

實用小偏方：熱敷後背和前胸，晚上睡覺時，在被子裡用電熱暖手器熱敷後背和前胸20分鐘左右，當晚症狀就可減輕，咳的次數也會減少，連敷3～5天大致上就不咳了。

　　一天，我要坐公車外出辦事，月台上有位伯伯不停地咳嗽，出於關心，我拍了拍伯伯的肩膀說：「伯伯，您還好吧，怎麼咳得這麼厲害啊？」伯伯垂頭喪氣地說：「老毛病了，人老了，不中用了。」我安慰他說：「別多想，有病要趕緊去治，別總拖著，會出大問題的。」伯伯搖搖頭說：「沒用的，老毛病了。」我問及原因，伯伯告訴我，以前他是服裝廠的工人，一天忙到晚，除了中午吃飯的時間可以休息一下，其他時候連喝口水的時間都很少，也可能是工作太勞累了，時不時總是咳嗽不止，不發燒、無痰，但嚴重時咳得難受，晚上睡不好覺，還影響家人休息，雖然也去過醫院檢查，打針吃藥，但效果並不好，只能用藥控制，藥一停又開始乾咳了。

　　乾咳是一種常見的病症，它是身體受涼之後，或是受刺激性氣體刺激而引起的咳嗽，一般春秋乾燥季節易發作。發作時，乾咳不斷，使用抗生素無效，伴有咽喉癢、不伴發熱，怕冷空氣怕煙霧，夜間加重。中醫學認為，乾咳多是由於燥邪侵犯肺系，影響肺之宣發、肅降功能引起，治療時需以解表清肺、潤燥止咳為主。於是，我建議伯伯平常用熱毛巾熱敷後背和前胸。

　　具體作法：

　　❶敷法：睡覺時，在被子裡用電熱暖手器熱敷後背和前胸20分鐘左右，當晚症狀就可減輕，咳的次數也會減少，大致上連敷3～5天就不咳

了，若再吃點消炎藥效果會更好。熱敷用具還可以用熱水袋、暖暖包或熱毛巾。不過用暖手器、熱水袋或暖暖包時要隔層睡衣，以免燙傷皮膚，熱毛巾要在天氣不太冷時使用，並請家人幫忙。

❷川貝雪梨湯：雪梨1個，冰糖25克，川貝少許。將雪梨洗淨削皮切開去核掏空，成一個梨盅，梨盅裡放入幾粒川貝和冰糖，蓋上梨蓋，用牙籤固定。將雪梨放入碗中，加冰糖、水，隔水蒸30分鐘即可。吃後，可清熱散結、化痰止咳、滋養肺部。川貝母是一味中藥，味苦、甘，食用的時候可以不吃。川貝母入肺、心經，有化痰止咳、清熱散結的作用。梨味甘，性寒，入肺經，有清熱、化痰、止咳的作用。味甘在中藥指有滋補作用。入肺經，就是說這種物質對肺的作用較強。而在湯中加入冰糖，既可調味，也可增強潤肺的功效，對乾咳患者有益。

∞老中醫推薦方∞

增效食療方

羅漢果燉豬肺
【具體作法】羅漢果1枚，鮮豬肺50克。豬肺切碎，與羅漢果同燉至熟透，調味後食用。

【功效】補肺潤燥，止咳化痰。對百日咳久咳傷肺、乾咳少痰、咳而無力之症尤為適宜。

百合藕粉羹
【具體作法】新鮮百合50克，藕粉、冰糖各適量。百合、冰糖加水煮爛後，加入已調成糊的藕粉，作為羹。每日2次，每次食用1小碗。

【功效】潤肺健脾。適用於陰虛低熱盜汗、口乾咽燥、乾咳少痰者。

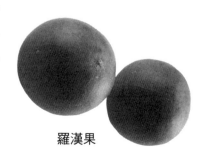

羅漢果

銀耳雪梨膏

【具體作法】銀耳10克，雪梨1個，冰糖15克。梨去核切片，加水適量，與銀耳同煮至湯稠，再摻入冰糖溶化即成。每日2次，熱飲服。

【功效】養陰清熱，潤肺止咳。適用於陰虛肺燥、乾咳痰稠及肺虛久咳之症。銀耳滋陰潤肺，養胃生津，為補益肺胃之上品；雪梨清肺止咳；冰糖滋陰潤肺。因此用於陰虛肺燥之證者頗佳。

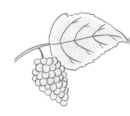

燕窩白芨湯，肺結核病人的好幫手

患者小檔案

症狀：肺結核。

實用小偏方：燕窩白芨湯，取燕窩、白芨各6克。小火燉爛，濾去渣，加冰糖少許，再燉。每日早、晚各服1次。

張伯伯是我的一位患者，他年輕時抽菸很厲害，雖然也有咳嗽，但並不嚴重，後來年紀大了，咳嗽的症狀加重，有時身體還會發熱，晚上睡覺或睡醒時，出虛汗，衣服都濕透了。前陣子還出現過胸痛、咯血，人也瘦了許多。家人趕緊帶去醫院檢查，聽診時肺部呈支氣管肺泡呼吸音或濕性囉音（空洞），出現胸痛時，還可聽到胸膜摩擦音。醫生斷定為空洞型肺結核，需入院治療，但治療了一段時間，效果並不見好轉，於是便出院在家休養，後來，他家人打聽到我這裡有偏方可以治療肺結核，便來到了診所。

肺結核是由結核桿菌引起的慢性傳染病，俗稱肺癆病，是一種常見的呼吸道傳染病。帶菌患者是傳染源，主要由患者咳嗽排出結核菌經呼吸道傳播，在人體抵抗力低下時，容易感染發病。本病可累及所有年齡段，但青壯年居多，男性多於女性，近年來老年人發病有增加趨勢。

中醫學肺結核屬於「肺癆」範疇，治療時需選用滋陰潤肺、收斂止血、消腫生肌的藥材。我瞭解了張伯伯的病後，推薦他常喝燕窩白芨湯。

具體作法：燕窩、白芨各6克。小火燉爛，濾去渣，加冰糖少許，再燉。每日早、晚各服1次，30天為一個療程，一般連服1～2個月，患者就能感到肺部明顯舒暢多了。

白芨燉燕窩，是滋養性補品，有補肺養陰、止咳止血的功效。民間常用以治療肺結核咯血、老人慢性支氣管炎、肺氣腫、哮喘等疾病。

燕窩，是雨燕科動物金絲燕和多種同屬燕類用唾液與絨羽等混合物凝

結所築成的巢窩，其性平味甘，歸肺、胃、腎經，內含蛋白質、糖類、多種胺基酸以及鈣、磷、鉀、硫酸等營養成分，具有滋陰潤肺、養顏美容、益氣補中，促進血液循環，增進胃的消化和腸道吸收力的功效，可治虛損、咳痰喘、咯血、久痢，適宜於體質虛弱，營養不良，久痢久瘧，痰多咳嗽，老年慢性支氣管炎，支氣管擴張，肺氣腫，肺結核，咯血吐血和胃痛病人食用。現代醫學研究發現，燕窩可促進免疫功能，有延緩人體衰老、延年益壽的功效。

白芨，是一種名貴的止血、抗菌藥。其性寒味苦澀，歸肺、肝、胃經，內含澱粉、葡萄糖、揮發油、黏液質、甘露聚糖等。功能補肺止血，常用於治療肺部疾病咯血。金代名家李杲說它能「止肺血」，《滇南本草》記載它「治勞傷肺氣，補肺虛，治咳嗽，清肺癆咯血，收斂肺氣」。現代藥理研究證明，白芨有止血和對結核桿菌有弱抑制作用。

一段時間後，張伯伯再次來我診所時，他的肺結核已經好了許多，而且戒菸了，這讓我很高興。

∞老中醫推薦方∞

增效食療方

百合蜜
【具體作法】鮮百合、蜂蜜各適量。百合與蜂蜜共放碗內蒸食。每日2次，可常服食。
【功效】清熱，潤肺，生津。能抑制結核菌擴散，促使結核病灶鈣化。

南瓜藤湯
【具體作法】南瓜藤（即瓜蔓）100克，白糖少許。加水共煎成濃汁。每日2次，每次服60克。
【功效】清肺，和胃，通絡。治肺結核之潮熱。

黃精冰糖水

【**具體作法**】黃精（中藥）50克，冰糖40克。將黃精與冰糖共放燉盅內，加清水一碗，隔水燉2小時。每日飲湯2次。

【**功效**】補中益氣，和胃潤肺。用治肺結核之痰中帶血。

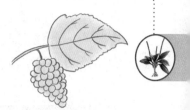

科學洗鼻，治好鼻竇炎

患者小檔案

症狀：鼻竇炎，伴有鼻塞、流涕、頭痛等症狀。
實用小偏方：每天早上起床後，倒滿一杯溫熱的清水，放一點鹽，比例大概是1:50。等鹽溶化後把鼻子湊上去，讓兩個鼻孔浸泡在水裡，然後吸氣、呼氣，來回沖洗鼻腔。

　　王阿姨是位鼻竇炎患者，由於自身體質較弱，三天兩頭就會發熱、鼻塞，有時還會出現頭痛難忍，晚上也常因此失眠。治療藥物都用幾大盒了，開始還有點效果，可是後來都沒什麼用了。

　　要想解決王阿姨的病症，首先得初步瞭解一下鼻竇炎。鼻竇炎又叫化膿性鼻竇炎，以多膿涕為主要表現，可伴有輕重不一的鼻塞、頭痛及嗅覺障礙。而鼻竇，就是長在鼻子旁邊骨頭的一些空洞，這些空洞在鼻腔裡有個開口，與鼻腔相通，在正常情況下，鼻竇裡的分泌物要透過這些開口進入鼻腔再排出去。但是鼻竇炎讓這些開口上覆蓋著很多的炎症和分泌物，使這些難以排出，自然造成鼻塞症狀。用淡鹽水洗鼻是消除鼻塞症狀的好方法。

　　具體作法：每天早上起床後，倒滿一杯溫熱的清水，放一點鹽，比例大概是1:50。等鹽溶化後把鼻子湊上去，讓兩個鼻孔浸泡在水裡，然後吸氣、呼氣，來回沖洗鼻腔。需要注意的是，吸氣時只需輕輕用力，讓鹽水能泡住鼻孔就可以了。此法能幫助鼻腔免疫細胞殺菌，同時也可幫助纖毛儘快把病毒沖刷出來，而且透過洗鼻還給鼻子補充了水分，維持黏液能充足分泌，這樣鼻竇炎才能好得更快一點。

　　過了一段時間再見到她，發現她氣色很好，人也開朗多了，她高興地跟我說，現在差不多可以說是和鼻竇炎拜拜了。我告訴她要持續用此方沖洗，偶爾還可在洗臉時用冷水，低頭由鼻將其輕輕吸入，再經鼻擤出，反

覆數次。此法可改善鼻黏膜的血液循環，增強鼻子對天氣變化的適應能力，以防鼻竇炎反覆發作。

ᘒ老中醫推薦方ᘕ

增效食療方

🍚 山藥芫荽粥

【具體作法】山藥60克，蔥白、芫荽（香菜）各10克，白米100克。將山藥研末，同白米煮粥；蔥白、芫荽切細，粥熟時放入，攪勻，煮沸，分1～2次食用。

【功效】補益肺脾，通散鼻竅。治療鼻竇炎，緩解鼻竇炎引起的頭痛、流涕、鼻塞症狀。

🍚 桃仁桂魚

【具體作法】桃仁6克，澤瀉10克，桂魚100克。桂魚、桃仁、澤瀉同煮，加蔥、薑等佐料，燉熟。食魚喝湯。

【功效】活血，化瘀，通竅。桂魚補氣，養血行瘀；桃仁活血；澤瀉利濕；蔥、薑散邪通竅。

🍚 扁豆粥

【具體作法】扁豆30克，黨參10克，白米50克。扁豆、黨參同煎，去渣取汁，加白米如常法煮粥。

【功效】黨參補中益氣；扁豆、白米均為健脾益氣之食品。

三者合用，可使氣虛得復、鼻竅自通。

增效足浴方

白芨黃芩足浴方

【具體操作】白芨、黃芩各20克，蒼耳子、辛夷花、鵝不食草各10克。將上藥加清水1000CC，水煎沸後，將藥液倒入盆中，先趁熱薰鼻（患側），並用鼻吸之，後浸泡雙腳。每日1～2次，每次20～30分鐘，5次為1療程。

【功效】清熱燥濕，祛風通竅。主治鼻竇炎。

雙花蒼耳足浴方

【具體操作】蒼耳子、雙花各25克，辛夷花20克。將上藥加清水1000CC，水煎30分鐘，將藥液倒入盆中，先趁熱薰鼻（患側），並用鼻吸之，後浸泡雙腳。每日1～2次，每次40分鐘，10次為1療程。

【功效】解毒通竅。適用於慢性鼻竇炎。

白芷蒼耳足浴方

【具體操作】白芷、蒼耳、荊芥、細辛、薄荷、川芎、菊花各15克。將上藥加清水1000CC，浸泡20分鐘，水煎沸，將藥液倒入盆中，先趁熱薰鼻（患側），並用鼻吸之，後浸泡雙腳。每日1～2次，每次40分鐘，15次為1療程。

【功效】辛香開竅。用於治療慢性鼻竇炎。

白蘿蔔煮水，消除慢性鼻炎的煩惱

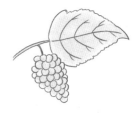

患者小檔案

症狀：呼吸不暢，夜間，靜坐或寒冷鼻塞症狀加重，並伴有頭痛，失眠。

實用小偏方：白蘿蔔3～4根放入鍋中加清水煮沸後即用鼻吸蒸氣，數分鐘後，鼻漸暢通，頭痛消失。

這天，一位先生來到診所，一來就開始傾訴：「鼻子難受死了，經常又乾又痛，弄得半夜都睡不著覺……」這位先生姓孟，去年冬天患上了重感冒，也許是因為當時治療不徹底吧，自從感冒後，孟先生就時不時感到鼻塞，一般症狀，表現為白天、勞動或運動時減輕，夜間、靜坐或寒冷時加重，鼻涕黏稠。之前因為生意忙，所以也沒當回事，想是感冒的後遺症，忍忍就過去了，誰知鼻塞症狀越發嚴重起來，如果不用嘴呼吸，身體就感到喘不過氣來，而且時常伴有頭痛、失眠等症狀。這下孟先生才想起去醫院檢查，經過一系列檢查後，醫生說，孟先生患上了慢性鼻炎。

雖然也開了藥，但孟先生服用後，效果並不明顯，而且一到春季柳絮紛飛、空氣中沙塵重時，鼻子就極為難受。曾經也有朋友建議他去做手術治療慢性鼻炎，但孟先生想著那穿刺手術就感覺很害怕，於是很快打消了這個念頭。後來，從網上得知中醫也能治療慢性鼻炎，於是便來到了我的診所，讓我幫他診治一下。

感冒是促發鼻炎的最大幫兇。而感冒病毒侵入人體，首先突破的防線就是鼻子，那裡有防禦系統的「三劍客」，即黏液、鼻黏膜上的纖毛以及免疫細胞。簡單地說，當病毒入侵鼻子，黏液就會死死地黏住病毒，然後，被免疫細胞直接殺死。說得具體點，病毒一邁進鼻子這道防線，一隻腳被黏液黏住動彈不得，然後免疫細胞分泌的抗體就衝上來將它們輕鬆除掉，最後被纖毛掃地出門。瞭解了孟先生的情況後，我先教了他幾個緩解

鼻塞的方法。

具體作法：

❶托頭伸肘法：當鼻塞嚴重影響睡眠時，如左鼻孔不通，可行俯臥位或右側臥位，右手撐住右後頸，掌根靠近耳垂，托起頭部，面向右側，肘關節向右上方伸展，伸得越遠越好（不要墊在床頭上），多則幾十秒鐘，即可使鼻孔通氣。如右側鼻塞，可以相反動作治之。兩側同時鼻塞，可先後輪換動作治之。此外，睡前用熱水洗腳，既能解除鼻塞，又能調節大腦皮質的興奮與抑制，從而幫助睡眠。

❷白蘿蔔煮水：白蘿蔔3～4根放入鍋中加清水煮，沸後即用鼻吸蒸氣，數分鐘後，鼻漸暢通，頭痛消失。經常使用，可治療慢性鼻炎。

他說回家一定使用這些偏方，三天後，他給我打來電話，說現在鼻子輕鬆多了，我讓他持續用上1～2個月，等徹底治好了，再停用。大概1個多月後的一天，孟先生再次來到我的診所時，他已經完全康復了，他對我開玩笑地說，他現在鼻子不但能順暢呼吸了，嗅覺快趕得上警犬了！

∞老中醫推薦方∞

增效食療方

絲瓜藤燉豬肉

【具體作法】絲瓜藤（取近根部位）2～3公尺，瘦豬肉60克，鹽少許。將絲瓜藤洗淨，切成數段，豬肉切塊，同放鍋內加水煮湯，臨吃時加鹽調味。飲湯吃肉，5次為1療程，用1～3個療程。

【功效】清熱消炎，解毒通竅。治慢性鼻炎、萎縮性鼻炎之鼻流膿涕、腦重頭痛。

川芎燉豬腦

【具體作法】豬腦（或牛、羊腦）2副，川芎、白芷各10克，辛夷花15克。將豬腦剔去紅筋，洗淨，備用。將川芎等3味加清水2碗，煎至1碗。再將藥

汁傾燉盅內，加入豬腦，隔水蒸熟。飲湯吃腦，常用有效。

【功效】通竅補腦，袪風止痛。治慢性鼻炎之體質虛弱。

雙豆湯

【具體作法】綠豆15克，淡豆豉20克，防風15克，生甘草10克，石菖蒲15克，辛夷10克，細辛3克。水煎。日服1劑。

【功效】散寒除濁，開達肺竅。

增效經穴方

【具體操作】

❶摩鼻：用食指和拇指先按著鼻梁的上端，以此為起點從上往下揉搓，到局部發熱為止。

❷擦鼻：將雙手中指的指腹，放在鼻子兩側，沿下方的鼻翼，上下反覆摩擦，共做18次，冬天可增至38次。

❸捏鼻尖：用食指和拇指捏鼻尖，揉至鼻部熱麻、呼吸通暢為準。此方法有泄熱升陽之功效，有利於鼻竇炎的康復。

❹揉鼻下：鼻下部有人中穴（人中溝的上1／3和下2／3的交界處），以中指或食指的指腹按揉，順時針方向60次，逆時針方向60次。然後，再向深部點按20次。需要注意的是，在揉的時候指腹一定要緊挨著鼻孔，這樣嘴唇和鼻翼都可以揉到，一舉兩得。

❺按合谷穴：用左手的大拇指和食指上下揉動右手的合谷穴200次，再用右手的大拇指和食指上下揉動左手的合谷穴200次。

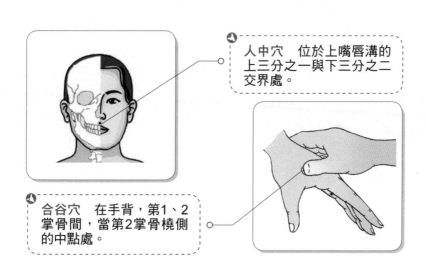

人中穴　位於上嘴唇溝的上三分之一與下三分之二交界處。

合谷穴　在手背，第1、2掌骨間，當第2掌骨橈側的中點處。

　　此動作可在早晨起床前、晚間睡覺前各按摩一次，其他空閒時間也可進行。此法可疏通經絡，增強局部氣血流通，大大加強鼻子的耐寒能力，可有效預防感冒和鼻病，也能治療傷風和鼻塞。

【功效】宣肺通竅，調氣管，防疾病。

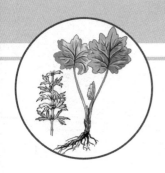

|第三章|
【消化系統】小偏方

人到中老年，脾胃功能會發生一些變化，你會時常感到胃口不好，吃一點涼的、刺激的食物就會出現胃痛、胃脹、打嗝、便祕、腹瀉等不適症狀。其實，這多是由於胃腸系統功能退化引起。木章著眼於消化系統的常見病，提供了一些切實可行、用之有效的小偏方，讓您輕鬆保護腸胃健康。

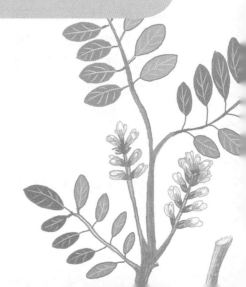

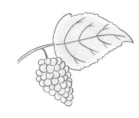

常飲蘆薈酒，改善脾胃虛弱

患者小檔案

症狀：脾胃虛弱、胃脹、消化不良。
實用小偏方：蘆薈酒，將38度的白酒1000CC、蘆薈葉1000克和冰糖1000克放入廣口瓶中密封，存放15天後開啟飲用，每次50CC。

劉媽媽是一個很節儉的人，為了供兒子上大學，她每天的飲食都很簡單，有時工作忙了，飯都忘了吃，日子久了，劉媽媽患上了胃病，雖然後來服藥治好了，但胃腸功能很差，常常會發生胃脘脹痛、消化不良、面色蒼白等症狀。去年兒子大學畢業，正式進入一家外資企業工作，公司給兒子分配了宿舍，兒子為了能盡孝心，於是便把劉媽媽從鄉下接到了城裡，可是，最近一段時間，劉媽媽的胃越發的不適起來，時常會感覺胃腸不適，食欲不佳，而且身體也很虛弱。兒子很擔心母親的身體，於是多方打聽治療的方法。後來聽一位計程車司機說，我這裡有很多偏方，也許能幫得上忙，於是，他便找到了我。

我瞭解情況後告訴他，他媽媽主要是因為脾胃虛弱、營養不良所引起的胃部不適。我給他推薦一個偏方──蘆薈酒。

具體作法：將38度的白酒1000CC、蘆薈葉1000克和冰糖1000克放入廣口瓶中密封，存放15天後開啟飲用，每次50CC。

蘆薈味苦、性寒，歸肝、胃、大腸經，能清肝火，通大便，脾胃虛弱者飲用後，可醒脾，加速胃中食物的消化與吸收，一般人在喝過蘆薈酒後，都會感到胃腸舒服，食欲大振起來。如果脾胃虛弱且偏寒，可在泡酒時，加幾片乾薑，效果會更好。我還告訴他了一種簡單易行的按摩法。

具體作法：

❶揉內關：內關穴位於手腕正中，距離腕橫紋約三橫指（三個手指併攏的寬度）處，在兩筋之間取穴。用拇指揉按，定位轉圈36次，兩手交替

進行，疼痛發作時可增至200次。

❷點按足三里：足三里穴位於膝蓋邊際下三寸（相當於四個手指併攏的寬度），在脛骨和腓骨之間。以兩手拇指端部點按足三里穴，平時36次，痛時可揉200次左右，手法可略重。

❸揉按腹部：兩手交叉，男右手在上，左手在下；女左手在上，右手在下。以肚臍為中心揉按腹部畫太極圖，順時針36圈，逆時針36圈；此法可止痛消脹，增進食欲。

劉媽媽的兒子回家後，買了食材，就製作起蘆薈酒了，大概兩週後，他打來電話說，他媽媽的胃舒服多了，不但消化變好了，三餐的進食量也有所增加，而且人看起來比以前精神好多了，面色也逐漸紅潤起來了。現在每天還是持續用蘆薈酒，希望媽媽的胃功能逐漸康復。

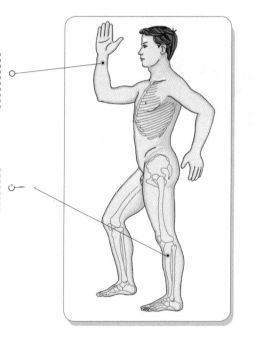

❶ 內關穴　在前臂掌側，當曲澤與大陵的連線上，腕橫紋上2寸，掌長肌腱與橈側腕屈肌腱之間。

❷ 足二里穴　在小腿前外側，當犢鼻下3寸，距脛骨前緣一橫指（中指）。

❀老中醫推薦方◁

增效食療方

🍲 馬齒莧煎綠豆

【具體作法】新鮮馬齒莧120克（乾者30克），綠豆30～60克。煎湯服食，每日1次，連服3～4次。

【功效】清熱，解毒。適用於急性胃腸炎者。

🍲 韭菜湯

【具體作法】連根韭菜適量。洗淨搗爛取汁約100CC，溫開水沖服，每日2～3次，連服3～5日。

【功效】溫陽祛寒。適用於虛寒所致的急性胃腸炎。

🍲 烏黃蜜薑飲

【具體作法】乾薑20克，烏梅、大黃各10克，蜂蜜100克。乾薑、烏梅用清水300CC煎10分鐘，再入大黃、蜂蜜，煎2～3分鐘。將藥汁少量頻頻口服。嘔吐劇烈者，可用胃管灌入，每次50CC，每隔2小時1次。

【功效】行氣止痛，攻下消痞。主治阻結型腸梗塞。

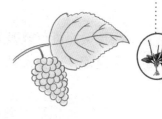

患了慢性胃病，老薑食療最管用

患者小檔案

症狀：慢性胃炎、胃痛、胃腸易反酸，常有不適感。

實用小偏方：❶買上好的老薑，用小火烤乾，切成細塊，帶汁放入綿白糖內沾一下，放入燒至六、七分熱的油鍋裡，炸至薑片顏色變深出鍋。每次2片，飯前熱吃，一日3次。10天左右見效。❷取老生薑適量不用水洗，放入灶心去煨，用燒過的木炭或木柴之紅火炭埋住，次晨將薑取出，薑已煨熟，刮除外面焦皮，也不必水洗，再把薑切成薄片，如薑中心未煨熟，把生的部分去掉，然後拿適量冰糖研碎成粉，與薑片混合，盛於乾淨的瓶中，加蓋蓋好。約過1週，冰糖溶化而被薑吸收，取薑嚼食，每日2～4次。

　　馬伯伯是一個閒不住的人，雖說已經退休了，但還是想去上班，說在家待著沒什麼意思，還不如找個臨時工去上班。於是，他便找了個給人送餐的工作，每天要給一家工地送三餐，雖然老闆有供餐，但畢竟馬伯伯年齡大了，胃腸也不好，每回等送晚餐回來，肚子早餓得咕咕叫了，然後狼吞虎嚥地吃飯。結果沒幾天，馬伯伯的慢性胃病犯了，痛得他不能去上班了，雖然吃了藥，但還是沒有用，家人趕緊陪他來到我的診所，讓我給他診治一下。

　　來到診所，我先給馬伯伯用黃連和生薑泡了一杯茶，讓他趁熱喝下去，開始他還有些疑問，怎麼不給他開藥，而讓他喝茶。我讓他先喝，然後再慢慢告訴他。馬伯伯喝完後，說：「現在可以告訴我了吧？」我點點頭，問道：「胃感覺怎麼樣了？」馬伯伯說：「好多了，不那麼疼了。」我告訴馬伯伯，臨床上治療慢性胃炎，最關鍵的是殺滅幽門螺桿菌，但如今濫用抗生素的現象普遍存在，幽門螺桿菌耐藥性的問題也日益突出，因此病情輕者不必將其作為治病首選。我之所以給馬伯伯喝黃連薑茶，是

因為黃連可有效殺死胃腸中的幽門螺桿菌，但是如果單用黃連泡水，喝起來太苦，很多人受不了這種苦味，如果加上溫胃養胃的老薑，味道就好多了。

中醫認為，老薑是一副治療胃病的良藥。早在元代吳瑞的《日用本草》中就有生薑「去腹中寒氣」的記載。生薑切片晒乾，名為乾薑，是味常用中藥，溫胃之力更強，金元名醫李杲說它具有「辛熱散寒，除胃冷而守中」的特點。所以，寒痛的胃炎與胃潰瘍患者，可試一試生薑療法。

具體作法：

❶買上好的老薑，用小火烤乾，切成細塊，帶汁放入綿白糖內沾一下，放入燒至六、七分熱的油鍋裡，炸至薑片顏色變深出鍋。每次2片，飯前熱吃，一日3次。10天左右見效。

❷取老生薑適量不用水洗，放入灶心去煨，用燒過的木炭或木柴之紅火炭埋住，次晨將薑取出，薑已煨熟，刮除外面焦皮，也不必水洗，再把薑切成薄片，如薑中心未煨熟，把生的部分去掉，然後取適量冰糖研碎成粉，與薑片混合，盛於乾淨的瓶中，加蓋蓋好。約過1週，冰糖溶化而被薑吸收，取薑嚼食，每日2～4次。

馬伯伯聽了以後，回去按著這兩個方子吃了一段時間，明顯感覺好多了，繼續服用不到兩週，馬伯伯感覺自己又活力四射了，只不過這次，他不再去上什麼班了，決定參加社區舉辦的中老年俱樂部，給自己晚年生活找點樂趣。

⏧老中醫推薦方⏥

增效食療方

🥄 炒南瓜

【具體作法】嫩南瓜750～1000克，菜油50CC，低鈉鹽、蔥花各少許。將嫩南瓜連皮洗淨，切細絲，攤在太陽下晾晒半天。炒鍋上火，放入菜油，燒熱，倒入南瓜絲，用大火速炒2～3分鐘，撒上低鈉鹽，顛翻炒勻，放入

蔥花，再顛翻兩下，出鍋即成。

【功效】南瓜性溫味甘，有消炎止痛、補中益氣、解毒殺蟲等功效。並且南瓜中所含的果膠可保護胃腸道黏膜免受粗糙食物的較強刺激，對慢性胃炎有很好的療效。

生薑紅棗湯

【具體作法】生薑120克，紅棗500克。將生薑洗淨切片，同紅棗一起煮熟。每日吃3次，每次吃紅棗10餘枚，薑1～2片，吃時用原湯燉熱，飯前飯後吃均可。數次後煮棗湯漸甜，每次服此湯更好。

【功效】健脾溫胃。適用於慢性胃炎屬脾胃虛寒型。

紅棗益脾糕

【具體作法】乾薑1克，紅棗30克，雞內金10克，麵粉500克，白糖300克，發麵適量（用酵母發麵）。乾薑、紅棗、雞內金放入鍋內，用大火燒沸後，轉用小火煮20分鐘，去渣留汁。麵粉、白糖、酵母放入盆內，加藥汁，清水適量，揉成麵糰。待麵糰發酵後，做成糕坯。將糕坯上籠用大火蒸15～20分鐘即成。每日1次，作早餐食用。

【功效】適用於慢性胃炎。

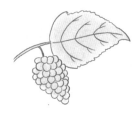

消化道潰瘍，食療妙方幫你養胃

症狀：消化道潰瘍，伴有胃痛、反酸、噁心、嘔吐等症狀。

實用小偏方：取新鮮蓮藕300克，小米60克，蓮藕去皮洗淨，切碎，小米洗淨，將兩種食材一同放入豆漿機中，加水至上下水位線之間，按鍵後，約20分鐘後，美味又營養的米糊就做好了。

一次，我坐火車到外地。在車廂有一位40多歲的女士引起了我的注意，她看起來很清瘦，臉色發黃，一路上除了喝點熱茶外，很少吃東西。開始我以為她是沒帶什麼吃的，但稍微問過後才知道，她患有消化道潰瘍，火車上賣的一些現成食品，她都不能吃，而且每次一吃涼的、較硬的食物，胃就開始發脹、反酸，有時甚至會引發胃痛。但看她總只有喝熱水也不是辦法，而且要坐很長的火車呢！於是，我將給自己準備的即溶藕粉給她沖了一杯，因為是熱飲，所以她喝過之後，胃並沒有出現不適的反應。

接著，我跟她攀談了起來，從聊天中，我才知道她是怎麼患上難纏的消化道潰瘍。她原來是一家公司的總經理祕書，因為常常要外出應酬，所以吃飯沒規律，而且通常肚子裡還沒吃什麼東西，就一杯酒下肚，久而久之，自己的胃變得特別敏感，稍微吃一點涼的食物，都會一天不得安寧，只有吃了胃藥才能安穩下來。最終，因為自己的胃，辭去了總經理祕書一職，現在她在一家醫療器械公司做推銷員，這次出差也是為了推銷器械。因為知道自己的胃易犯毛病，所以出門時，除了帶了水杯和胃藥，別的食品都沒帶。

消化道潰瘍，又叫胃及十二指腸潰瘍，是指消化部位受到胃液腐蝕，造成黏膜受損，使黏膜層產生糜爛、潰瘍的現象。患者常出現上腹部疼痛，並伴有反酸、噯氣、噁心、嘔吐及消化不良等症狀。看見她這樣，我

心裡莫名地想幫她，也許這就是醫者之心吧！我告訴她，她的病是可以治好的，但要特別注意養。我給她推薦了一個養胃的食療方，叫藕粉米糊。

具體作法：取新鮮蓮藕300克，小米60克，蓮藕去皮洗淨，切碎，小米洗淨，將兩種食材一同放入豆漿機中，加水至上下水位線之間，按鍵後，約20分鐘後，美味又營養的米糊就做好了。

蓮藕味甘、性平，生熟均可食用，主治熱渴，散瘀血，生肌，煮熟後食用有益胃健脾、養血補益、止瀉功效。蓮藕散發出一種獨特清香，還含有鞣質，有一定健脾止瀉作用，能增進食欲，促進消化，開胃健中，有益於胃納不佳、食欲不振者恢復健康。

此外，蓮藕的營養價值很高，富含鐵、鈣等微量元素，植物蛋白質、維生素以及澱粉含量也很豐富，有明顯的補益氣血，增強人體免疫力作用，而且內含大量的單寧酸，有收縮血管作用，可用來涼血、止血、散瘀，縮小胃腸中的潰瘍面。小米味甘鹹，有清熱解渴、健胃除濕、和胃安眠等功效。用小米煮粥，睡前服用，易使人安然入睡。小米入脾、胃、腎經，具有健脾和胃的作用，特別適合脾胃虛弱的人食用。煮小米粥時，待到粥熟後稍稍冷卻沉澱，可以看到粥的最上層浮有一層細膩的黏稠物，這就是粥油，具有保護胃黏膜、補益脾胃的功效，最適合慢性胃炎胃潰瘍患者食用。

特別說明的是，新米的補益效果優於陳米。小米粥是健康食品，可單獨煮熬，亦可添加紅棗、紅豆、紅薯、蓮子、百合等，熬成風味各異的營養品。小米磨成粉，可製糕點，美味可口。將小米、紫米、玉米碴、紅豆、綠豆、花生豆、紅棗一起煮至黏稠狀，這種粥營養較全面，富含豐富的碳水化合物、蛋白質、脂肪、微量元素和維生素，尤適宜食欲欠佳、腸胃不好以及貧血的人食用。

這位女士聽後，豁然開朗，頻頻點頭，認為有道理，說等忙完手頭的工作，就購買食材嘗試一下。為了讓她出差在外的這幾天不至於胃病又發作，我還將帶的即溶藕粉全部給了她，她千謝萬謝。臨下火車前，彼此交換了聯繫方式，以便日後聯繫。

在此，特別提醒常有胃痛、反酸、嘔吐、呃逆的中老年朋友，年輕

時，拚搏讓你患上了胃病，但是只要你從現在開始注重養胃，身體的病痛
會一點點地減輕。

☙老中醫推薦方ㄣ

增效食療方

菜心鍋巴飯

【具體作法】鍋巴200克，白菜心100克，蝦米6克，調味品適量。白菜心洗
淨、切碎備用。將鍋巴放入鐵鍋內，加冷水400CC，用中火燒開煮爛，約
沸5分鐘，然後放入白菜心、蝦米、豬油和低鈉鹽，再煮5分鐘，作主食進
餐。

【功效】白菜能夠解熱除煩、通利腸胃，白菜中含鋅，能促進潰瘍癒合，
並能抗癌、抗衰老。常食本品，可補氣止酸、癒合潰瘍。適用於消化性潰
瘍患者食用。

胡椒雞肉

【具體作法】雞肉250克，胡椒根30克。將雞肉洗淨，用開水燙過；胡椒根
洗淨，切碎。把全部用料一起放入鍋內，加清水適量。大火煮沸後，用小
火煮1～2小時，調味即可。隨量飲湯食肉。

【功效】補益脾胃，溫中止痛。適用於胃潰瘍所引起的胃脘疼痛、喜溫喜
按、得溫或按之痛減、面色萎黃、口淡流涎、飲食減少。

生薑羊肉湯

【具體作法】羊肉120克，生薑15克，胡椒10克，陳皮6克。將羊肉洗淨、
切塊，起鍋下羊肉爆乾水份，取出；然後下少許油、薑，再下羊肉爆至香
氣大出，取出備用。把胡椒、陳皮、生薑洗淨，與羊肉一起放入鍋內，加
清水適量，大火煮沸後，小火煮1～2小時，調味即可。隨量飲湯食肉。

【功效】溫中助陽，散寒止痛。適用於消化道潰瘍、慢性胃炎等所引起的

脘腹冷痛。

增效經穴方

【具體操作】

　　取肝俞穴、脾俞穴、胃俞穴、中脘穴、梁丘穴、足三里穴。採用單純火罐法吸拔穴位，留罐10分鐘。亦可在上述穴位施行刺絡罐法，先以三稜針點刺穴位，然後將火罐吸拔在點刺穴位上，留罐5分鐘，每日1次。此外，也可在患者背部脊柱第七胸椎至第十二胸椎旁開1.5寸處，按壓尋找壓痛點，然後用閃火法將罐吸拔在壓痛點上，然後按抽氣罐操作方法，抽去空氣，使罐吸在皮膚上，留罐5～10分鐘，隔日1次。

【功效】溫中助陽，散寒止痛，補益脾胃，增強胃腸功能。

增效足浴方

陳皮生薑足浴方

【具體操作】陳皮50克，生薑30克。將上藥加清水2000CC，煎至水剩1500CC時，濾出藥液，倒入腳盆中，先薰蒸，待溫度適宜時泡洗雙腳，每晚臨睡前泡洗1次，每次40分鐘，7天為1療程。

【功效】溫中散寒，止痛消炎。適用於風寒侵襲所致的胃脘疼痛，治療慢性胃炎。

馬蘭韭菜籽足浴方

【具體操作】馬蘭50克，韭菜籽30克。將諸藥加清水適量浸泡10分鐘後，水煎取汁，倒入腳盆中，待溫時足浴，每次30分鐘，每日2次，連續5天為1療程。

【功效】行氣止痛，活血化瘀，清熱解毒。適用於慢性胃炎、胃痛、胃潰瘍等。

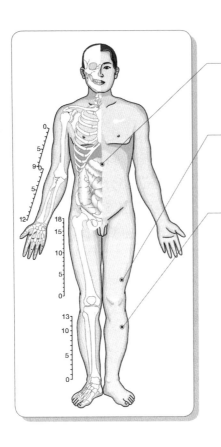

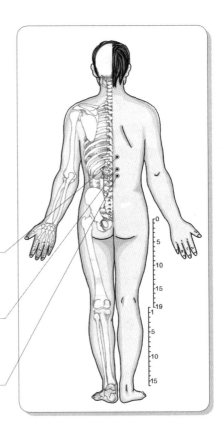

❶ 中脘穴　在上腹部，前正中線上，當臍中上4寸。

❷ 梁丘穴　屈膝，大腿前面，當髂前上棘與髕底外側端的連線上，髕底上2寸。

❸ 足三里穴　在小腿前外側，當犢鼻下3寸，距脛骨前緣一橫指（中指）。

❹ 肝俞穴　在背部，當第9胸椎棘突下，旁開1.5寸。

❺ 脾俞穴　在背部，當第11胸椎棘突下，旁開1.5寸。

❻ 胃俞穴　在背部，當第12胸椎棘突下，旁開1.5寸。

藿香佩蘭足浴方

【具體操作】藿香50克，佩蘭30克，雞蛋殼10個。將上藥加水適量，煎煮30分鐘，去渣取汁與開水同入腳盆中，先薰後泡，每天1次，每次30分鐘，7天為1個療程。

【功效】疏肝理氣，和胃止痛。適用於慢性胃炎。

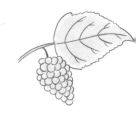

打嗝不斷，試試八角茴香湯

患者小檔案

症狀：打嗝不斷。

實用小偏方：❶用拇指按壓內關穴，同時用食指按壓外關穴，力道以感到痠痛為限。❷取生八角茴香100克，用兩碗水煎至一碗時，再加些蜂蜜煮沸，調好服用。

前幾天，接診了一位打嗝不斷的患者，他從進門起就打嗝不停。「醫生（嗝嗝），我今天（嗝嗝）中午吃了點涼麵（嗝嗝），然後就這樣（嗝嗝）打個不停，現在（嗝嗝）整個胸部都疼（嗝嗝），可難受了！（嗝嗝）」他一邊打嗝一邊說，我忍不住笑了。站起身給他倒杯熱水，看著他喝了點水，這才稍微好了一點。

打嗝，醫學上稱之為「呃逆」。指氣從胃中上逆，喉間頻頻作聲，聲音急而短促。偶然發生的呃逆，一般不需要治療，大多會自行消失；但如果頻繁發生就需要注意了。

一般呃逆由三方面原因引起：一是外感風寒，寒熱之氣逆而不順，俗話說是「喝冷風」而誘發打嗝；二是飲食不當，如飲食不節制、食積不化或過食生冷、過服寒涼藥物，引起氣滯不行，脾胃功能減弱，氣機升降失常使胃氣上逆而誘發打嗝；三是由於進食過急或驚哭之後進食，一時哽噎也可誘發打嗝。

如果你在和別人交流時不停地打嗝，你肯定會備感難為情。別著急，這裡有一個應急的方案，就是用拇指按壓內關穴（小臂內側的正中，離腕橫紋兩寸的位置），與拇指對應，同時用食指按壓外關穴（從內關穴穿過胳膊到手臂外側的對應位置，就是外關穴），力道以感到痠痛為限。通常按壓幾分鐘，打嗝一般就會止住。他試著做了一會兒，果然止住了，高興地站起來走了兩圈，說：「太神奇了，這真是太神奇了。」

❶ 內關穴　在前臂掌側，當曲澤與大陵的連線上，腕橫紋上2寸，掌長肌腱與橈側腕屈肌腱之間。

❷ 外關穴　在前臂背側，當陽池與肘尖的連線上，腕背橫紋上2寸，尺骨與橈骨之間。

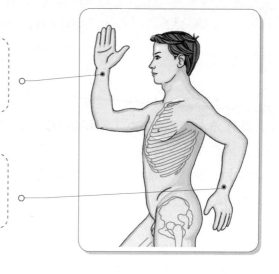

　　待他冷靜下來，我又看了一下他的舌苔，上面像是積了一層霜，我因此診斷出他可能是因胃受寒而引起了打嗝症狀，於是我就給他推薦了一個老偏方。

　　具體作法：取生八角茴香100克，用兩碗水煎至一碗時，再加些蜂蜜煮沸，調好服用。八角茴香具有強烈香味，有驅蟲、溫中理氣、健胃止嘔、祛寒、興奮神經等作用。它的主要成分是茴香油，能刺激胃腸神經血管，促進消化液的分泌，增加胃腸蠕動力，有健胃、行氣的功效，有助於緩解胃痙攣和止呃逆，減輕疼痛。八角茴香搭配蜂蜜，可中和八角茴香強烈的氣味以便下嚥。這個偏方非常適合他這種胃寒型的打嗝症狀。

　　這位患者回去後，連續服用了一個月左右，他來診所複診，打嗝的毛病完全消失了，他還告訴我，現在他胃口也好了許多，看著他神清氣爽的樣子，我也替他高興。

🔖老中醫推薦方🔖

增效食療方

🍚 素炒苦瓜

【具體作法】苦瓜250克，青辣椒2枚，菜油、蔥各少許。將苦瓜與青辣椒共切絲，與菜油、蔥同炒，放入低鈉鹽即可。

【功效】瀉胃熱，降逆氣。苦瓜清降胃氣，止呃逆，可作胃火上逆、消化不良患者的食療良方。

🍚 蘇連羊肉湯

【具體作法】蘇葉5克，黃連16克，羊肉250克。蘇葉、川連煎湯去渣，再以藥湯小火燉羊肉，待肉爛熟後，以湯泡素餅食用。

【功效】抑肝和胃，降逆止嘔。蘇葉和胃理氣；黃連苦寒以降胃氣；羊肉補中益氣。凡肝氣犯胃、胸悶呃逆者，可服食之。

🍚 乾薑粥

【具體作法】乾薑、高良薑各3克，白米60克。先煎乾薑、高良薑取汁，去渣，再入白米，同煮粥，早晚各服1次。

【功效】溫中和胃，祛寒止痛。適用於脾胃虛寒、脘腹冷痛、嘔吐、呃逆、胃部不適者。

增效足浴方

🍚 金橘葉橘皮足浴方

【具體操作】金橘葉30克，橘皮20克，柿蒂15克。將諸藥入鍋加水適量，煎煮30分鐘，去渣取汁，與3000CC開水一同加入泡足桶中。先薰蒸，後泡足。每晚1次，每次30分鐘，3天為1個療程。

【功效】疏肝理氣，解鬱止呃。主治肝氣犯胃型呃逆，症見呃逆連聲、情

緒不暢時發作或加重、胸悶噯氣、苔薄脈弦。

麥門冬玉竹足浴方

【具體操作】麥門冬20克，玉竹30克，竹茹50克。將以上3味藥同入鍋，加水適量，煎煮30分鐘，去渣取汁，與3000CC開水一同加入泡足桶中。先薰蒸，後泡足，打嗝頻繁發作時重泡。每晚1次，每次30分鐘，3天為1個療程。

【功效】滋養胃陰，降逆止呃。主治胃陰不足型呃逆，症見打嗝短促、口乾舌燥、舌紅而乾。

增效經穴方

【具體操作】

患者俯臥位，在背部第7胸椎棘突左右旁開1.5寸處的膈俞穴處，取竹火罐兩個，運用閃火法將火罐分別吸附在該穴位處，留罐10分鐘即可。

【功效】散寒和胃，降逆止呃，抑制打嗝。

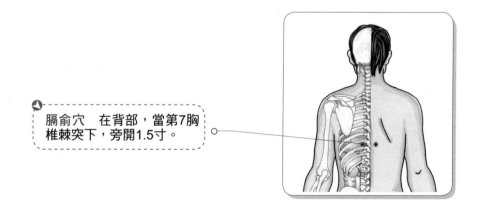

膈俞穴　在背部，當第7胸椎棘突下，旁開1.5寸。

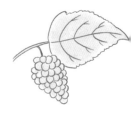

參耆燉老母雞，治療胃下垂的良方

患者小檔案

症狀：胃下垂，伴噁心、噯氣、厭食、便祕等症狀。

實用小偏方：紅參12克，黃耆30克，老母雞肉500克，加水適量，低鈉鹽少許，隔水燉2小時，分早晚2次喝湯吃肉，每週1劑，連服6週，治療胃下垂。

胃下垂是指站立時，胃的下緣達盆腔，胃小彎弧線最低點降至髂脊連線以下，稱為胃下垂。本病的發生多是由於膈肌懸吊力不足，肝胃、膈胃韌帶功能減退而鬆弛，腹內壓下降及腹肌鬆弛等因素，加上體形或體質等因素，使胃呈極度低張的魚鉤狀，即為胃下垂所見的無張力型胃。

輕度胃下垂者一般無症狀，胃下垂明顯者有上腹不適、飽脹，飯後明顯，伴噁心、噯氣、厭食、便祕等，有時腹部有深部隱痛感，常於餐後、站立及勞累後加重。長期胃下垂者常有消瘦、乏力、站立性昏厥、低血壓、心悸、失眠、頭痛等症狀。

老梁是當司機的，經常吃飯沒辦法準時，胃部總容易犯毛病，每次他也不當回事，胃不舒服了就吃點藥，又接著開車去了，結果前兩年患上胃下垂。他的形體消瘦，耐不住高強度工作。稍食則飽，少食又易餓，且雙手乏力發抖，有時還冒虛汗，個人生活深受困擾。後來，經一位朋友介紹，到我這裡看病。我瞭解了他的情況後，推薦他用紅參肉湯。

具體作法：紅參12克，黃耆30克，老母雞肉500克，加水適量，低鈉鹽少許，隔水燉2小時，分早晚2次喝湯吃肉，每週1劑，連服6週，治療胃下垂。

中醫認為，胃下垂者乃中氣下陷，脾氣不升，而至陽氣不舉，故有饑餓後手抖動或冒汗之症候。西醫無特別療法，中醫則強調補氣。如確診是胃下垂，最需勞逸調合，方能不至於加劇疾患。人參、黃耆兩藥均係甘溫補中益氣之良藥，老母雞肉味甘性溫，調補脾胃，與人參、黃耆合用，共

補脾胃、益中氣，有升舉胃體之效。常人食用，也能強身健體。

胃下垂病人須注意，晚餐前不能饑餓過度，因為饑餓過度會導致胃部機能的退化，如此一來，身體更無力吸收營養，如此日積月累，必定加劇胃下垂疾患。

因此，條件允許，除了用紅參、黃耆燉老母雞外，還可在每晚9點後或睡前1小時，飲用糙米香菇糊，治療效果更好。

具體作法：糙米浸水6小時，用攪拌機將糙米打為漿狀，加上香菇若干（切成絲狀），下鍋煮熟，攪拌成糊狀。吃時，可加白糖或鹽，但只吃半碗，第二日早晨再吃半碗，連用3週。

∞老中醫推薦方∞

增效食療方

黃耆鵪鶉湯
【具體作法】鵪鶉2隻，黃耆15克，白朮12克，生薑3片。將鵪鶉宰殺，去毛、腸雜，洗淨；把黃耆、白朮洗淨，切碎，塞入鵪鶉腹內，以線縫合，與生薑一起放入鍋內，加清水適量，大火煮沸後，小火再煮1.5小時，調味即可。隨量食肉飲湯。
【功效】補益中氣，健腸止瀉，緩解胃部不適，治療胃下垂。

鯽魚黃耆湯
【具體作法】鯽魚500克，黃耆40克，炒枳殼15克。將鯽魚洗淨，同兩味中藥加水煎至魚熟爛。食肉飲湯，每日2次。
【功效】補中益氣。治胃下垂、脫肛等。

荷葉蒂燉蓮子
【具體作法】新鮮荷葉蒂4個，蓮子60克，白糖適量。將荷葉蒂洗淨，對半切兩刀，備用。蓮子洗淨，用開水浸泡1小時後，剝衣去心。把上2者倒入

小鋼鍋內，加冷水2大碗，小火慢燉2小時，加白糖1匙，再燉片刻，離火。當點心吃。

【功效】補心益脾，健胃消食。對脾虛氣陷、胃弱食滯的胃下垂患者有一定效果。

增效足浴方

白朮生薑足浴方

【具體操作】白朮、桂圓殼各30克，生薑50克，升麻15克。將以上4味藥同入鍋中，加水適量，煎煮40分鐘，去渣取汁，與3000CC開水同入泡足桶中。先薰蒸，後泡足。每晚1次，每次30分鐘。

【功效】益氣溫中，健脾升提。主治脾胃虛弱型胃下垂，症見胃部墜脹作寒、泛吐清水、四肢不溫、倦怠乏力、喜暖怕冷、喜溫熱飲食、舌質淡、苔薄白、脈細無力。

黃耆桂枝足浴方

【具體操作】炙黃耆、乾薑各30克，桂枝20克，葛根15克。將以上4味藥同入鍋中，加水適量，煎煮40分鐘，去渣取汁，與3000CC開水同入泡足桶中。先薰蒸，後泡足。每晚1次，每次30分鐘。

【功效】益氣溫中，健脾暖胃。主治脾胃虛弱型胃下垂，症見胃部墜脹作寒、泛吐清水、四肢不溫、倦怠乏力、喜暖怕冷、喜溫熱飲食、舌質淡、苔薄白、脈細無力。

黃耆黨參足浴方

【具體操作】炙黃耆30克，黨參20克，升麻15克，川芎10克。將以上4味藥同入鍋中，加水適量，煎煮40分鐘，去渣取汁，與3000CC開水同入泡足桶中。先薰蒸，後泡足。每晚1次，每次30分鐘。

【功效】補中益氣，升陽固脫。主治中氣下陷型胃下垂，症見身體虛弱消瘦、胃部墜脹不適、頭昏眼花、少氣倦怠、舌淡苔白、脈細弱。

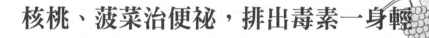

核桃、菠菜治便祕，排出毒素一身輕

患者小檔案

症狀：便秘，伴有大便乾燥，心煩氣躁，易發脾氣。

實用小偏方：❶常食核桃。每天早晚各吃幾塊核桃或者閒時隨意食用，每天控制在半兩之內為佳。❷巧食菠菜。我國民間常有人取新鮮菠菜洗淨，放入開水中燙2～3分鐘，取出切碎後，用少許麻油、低鈉鹽、雞精粉拌食。每日1～2次。

　　王師傅是一家知名飯店的廚師，40多歲，雖然事業有成，但卻有個心結，就是不知從何開始自己有了便祕的毛病。每次在排便的時候，總是上演「千呼萬喚始出來」的鬧劇，平時還伴隨有腹部脹滿、頭昏乏力等症狀，一有不順心的事就煩躁、發脾氣。

　　中醫認為，大腸的正常生理功能是傳化物而不藏。人每天吃的東西經胃腸消化吸收後，好的東西滋養全身，所剩的糟粕就由大腸傳送而出。正常情況下，處於「陰平陽祕」的平衡狀態，大腸的消化排泄正常，排出的大便帶走了體內毒素，毒素就不會在身體內停留；一旦陰陽失調，大腸傳輸不利，大便不通暢，毒素排不出去，就會出現便秘，進而導致各種疾病的出現。

　　他聽一位朋友說我這裡用偏方很管用，於是抱著試一試的想法找到了我，我瞭解了他的病情後，告訴他，最好的辦法就是去運動，比如每天跑步，但他說自己懶慣了，不愛跑步，平時工作也很忙，所以運動治便祕這辦法，想來自己做不到。「醫生，還有其他的辦法嗎？」我告訴他既然運動不能做到，那就食療吧！針對王師傅的情況，我給他推薦了兩個偏方。

　　具體作法：

　　❶常食核桃。每天早晚各吃幾塊核桃或者閒時隨意食用，每天控制在半兩之內為佳，對於治療中老年便祕很有療效。這是因為核桃內含有豐富

的核桃油，還有大量的粗纖維。吃進肚子裡，核桃油能軟化大便，潤滑腸道。此外，粗纖維能吸水膨脹，刺激腸道運動，從而達到治療便祕的效果。

❷巧食菠菜。我國民間常有人取新鮮菠菜洗淨，放入開水中燙2～3分鐘，取出切碎後，用少許麻油、低鈉鹽、雞精粉拌食。每日1～2次，連吃數天，能夠充分發揮刺激腸蠕動、軟化大便的作用，達到通便的效果。

我還告誡這位患者儘量少吃辛辣，少喝酒，多吃新鮮蔬菜和水果，如吃芹菜、菠菜、大白菜、韭菜、南瓜等都利於排便，一些粗糧，如蕎麥、高粱、玉米等也是不錯的選擇。日常生活中，養成清晨起床後喝水的習慣，這既是對缺水的一次有效補償，又是一種對體內液體的淨化，猶如雪中送炭，旱苗逢雨，因為清晨人的胃內已全部排空，此時喝水可沖刷胃壁上的一切殘渣，有利於通腸排便，最終將其全部排出體外。

∽老中醫推薦方⋎

增效食療方

🍚 首烏紅棗粥
【具體作法】何首烏30克，紅棗10枚，冰糖適量，白米60克。先將何首烏水煎取藥汁，再與紅棗、白米共煮成粥，粥成入冰糖，溶化後服食。
【功效】補血益氣，潤腸通便。適用於血虛便燥。

🍚 黃耆筍魚湯
【具體作法】黃耆10～20克，黨參15～30克，黑芝麻12～24克（布裹），玉竹15～30克，陳皮5克，筍殼魚100～150克。燉湯即可。
【功效】生津止渴，健脾補虛，潤腸通便。適用於氣虛便燥、津液不足之便秘。

🍚 芝麻核桃粉

【具體作法】黑芝麻、核桃仁各等份。炒熟,研成細末,裝於瓶內。每日1次,每次30克,加蜂蜜適量,溫水調服。

【功效】補益壯陽,健脾補虛,潤腸通便。適用於陽虛冷秘。

增效足浴方

硝黃甘牛足浴方
【具體操作】芒硝、大黃、牽牛子各等量。將諸藥揀選乾淨,同放入藥罐中,加清水適量,浸泡5～10分鐘,水煎取汁,放入浴盆中,待溫時足浴。每日2次,每次10～30分鐘,每日1劑,連用3～5天。

【功效】泄熱通便。適用於大便祕結、口乾口苦、小便短黃等症。

鎖陽蓯蓉足浴方
【具體操作】鎖陽、肉蓯蓉各10克。將諸藥擇乾淨,同放入藥罐中,加清水適量,浸泡5～10分鐘,水煎取汁,放入浴盆中,待溫時足浴。每日2次,每次10～30分鐘,每日1劑,連用3～5天。

【功效】溫陽通便。適用於寒性便祕、手足不溫、腰膝冷痛等症。

番瀉葉木香足浴方
【具體操作】番瀉葉、艾葉各50克,木香、枳實各20克。將上4味藥同入鍋中,加水適量,煎煮20分鐘,去渣取汁,與開水同入泡足桶中。先薰蒸,後泡足,並配合足底按摩。每日一次,每次30～40分鐘。15日為一個療程。

【功效】清熱通便。主治體質強者的習慣性便祕,對偏於熱證者尤為適宜。

枳殼木香足浴方
【具體操作】枳殼、木香、烏藥各15克。將上藥加清水2000CC,煎至1500CC,將藥液倒入盆內,待溫浸泡雙腳。每日1～2次,每次30分鐘。

【功效】行氣導滯,通便,適用於便祕。

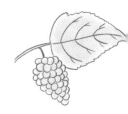

腹瀉別慌，簡單食療方幫你止瀉

患者小檔案

症狀：腹瀉，畏寒怕冷，腎陽不足。

實用小偏方：❶取小米適量，研成粉末，放置鍋內用小火炒至微黃，隨即加適量的水和糖煮成糊狀，稍涼後服下，每日2～3次。❷取蘋果1顆，連皮帶核切成小塊，置溫水中煮3～5分鐘，待溫後食用，每日2～3次，每次30～50克。值得注意的是，在食用煮熟的蘋果時，不宜加蔗糖調味，否則會加重腹瀉。

夏天到了，很多人都比較懶散，不喜歡做飯，於是就在外面吃烤串燒喝啤酒什麼的，更有甚者，吃點水果就當正餐了。一次兩次無所謂，累積多了就出現大問題了一胃部開始不正常工作了。

詹奶奶就有常年腹瀉的毛病，也許是因為人年紀大了，脾胃虛引起，炎熱的夏天，吃兩口西瓜，都會讓她腹瀉好幾次。本來她也沒把腹瀉當回事，可就在前幾天，詹奶奶因為腹瀉，差點暈倒，這可急壞了兒子，趕緊送醫院搶救。檢查後醫生說，老人家因為長期腹瀉，有些營養不良，要趕緊給老人吊點滴輸一些營養液，使機體能正常運轉，回家後，要儘量照顧好老人的膳食，讓老人多喝點有營養的湯羹，特別要注意詹奶奶大便情況，不能讓患者再腹瀉。雖然醫生這麼囑咐了，可家人卻不知道怎麼止瀉，難道要一直服用止瀉藥嗎？老人家本來就有胃病，總吃藥止瀉的話，可能會引起別的疾病。無奈之下，找到了我這裡，問有沒有不吃藥就能止瀉的辦法。我根據詹奶奶的情況，給她推薦的小米調養方。

具體作法：取小米適量，研成粉末，放置鍋內用小火炒至微黃，隨即加適量的水和糖煮成糊狀，稍涼後服下，每日2～3次。這種焦米糊甜甜的，且有焦米香，能吸附腸腔內腐敗物質，有健脾和胃、補益虛損、去毒止瀉的功效，腹瀉自然不藥而癒。為了更好地達到調補腎陽的效果，我還

為她提供了一則補養方：核桃炒紅糖。核桃要選取新鮮的，大約7顆，砸去外殼取出仁，然後切碎，在炒鍋內溫火炒至淡黃色，再放入5克左右的紅糖炒拌幾下即可出鍋，趁熱吃下。每天早晨空腹吃，半小時後才能吃飯和喝水，此方子需持續用12天，中間不可中斷。水果方面，具有良好止瀉作用的應是煮熟的蘋果。研究證實，蘋果為鹼性食物，內含果膠和鞣酸，具有收斂、止瀉之力。

　　具體作法：取蘋果1顆，連皮帶核切成小塊，置溫水中煮3～5分鐘，待溫後食用，每日2～3次，每次30～50克。值得注意的是，在食用煮熟的蘋果時，不宜加蔗糖調味，否則會加重腹瀉。

　　大概過了一週，詹奶奶給我打來了電話，說腹瀉的毛病好了許多，每天排便也就一次，質也不像以前那麼稀薄了，而且胃口好了，什麼都能吃下去，不過還是愛喝些粥湯。我聽後，也感到欣慰，並囑咐老人家，繼續服用一段時間，如果想調理好脾胃，可以來診所配些中藥，效果會更好。

∞老中醫推薦方∞

增效食療方

🍵 蓮子紅棗湯
【具體作法】蓮子、紅棗、薏米、懷山藥各40克，百合、沙參、茨實、玉竹各20克。洗淨入鍋，加水煮湯，連湯帶渣服食，

【功效】健脾止瀉，滋陰潤肺，除煩安神。適用於慢性腹瀉、體虛多汗、夜間口乾失眠、夢多、男子遺精夢泄、婦女白帶淋漓等症。

🍵 黃瓜葉
【具體作法】新鮮黃瓜葉適量。將葉上的絨毛刷掉後用清水洗淨，搗碎擠汁，盛於碗內，再取等量蜂蜜（約3湯匙）與黃瓜葉汁混合攪勻，1次服下，多則2次即可痊癒。

【功效】補脾益腎，澀腸止瀉，抗衰老。治療脾虛慢性腹瀉、大便溏稀、

失眠夢多、夜多小便等症。

胡椒煨雞蛋

【具體作法】胡椒7粒，雞蛋1顆。將雞蛋打1孔，胡椒研為細末，放入蛋中，濕紙封口，蛋殼外用濕白麵團包裹3～5公釐厚，放於木炭火中煨熟，去殼，空腹米酒送服。1日3克。

【功效】散寒溫中、止瀉。

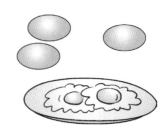

增效經穴方

【具體操作】

❶選穴：①天樞、中脘、氣海、合谷、足三里、上巨虛、三陰交等穴。②脾俞、胃俞、腎俞、大腸俞等穴。

❷方法：急性腹瀉取第一組穴位，患者取仰臥位，選擇大小合適的罐具，然後在所選的穴位上拔罐，留罐10～15分鐘。每日1次，3次為1個療程。

慢性腹瀉兩組穴位交替輪流使用，治療時取適當的體位，選擇大小合適的罐具，將罐拔在所選的穴位上，留罐10～15分鐘。每週2～3次，10次為1個療程，療程間休息一週。

【功效】散寒溫中，健脾止瀉，治療急慢性腹瀉。

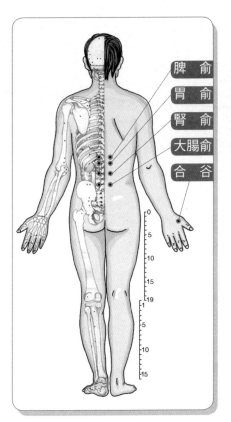

脾　俞
胃　俞
腎　俞
大腸俞
合　谷

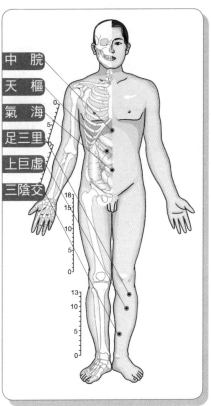

中　脘
天　樞
氣　海
足三里
上巨虛
三陰交

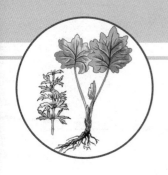

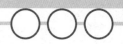

|第四章|
【泌尿系統】小偏方

很多中老年人都有這樣的感受，人老了，什麼尿頻、尿急、腎炎、前列腺炎等病症也隨之發生，這主要原因就是泌尿系統出了問題。生活中，您不妨試試下面所說的小偏方，不僅能快速治療小毛病，還能防止身體出現大的病症。

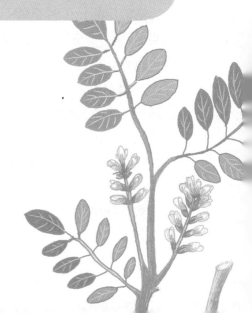

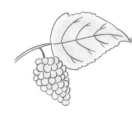

荸薺金錢草湯，治好你的腎結石

⊶ 患者小檔案

症狀：腎結石，常伴有放射性疼痛、背痛、腹痛、腰痛。
實用小偏方：荸薺金錢草湯，取荸薺90克，金錢草、生大黃各30克。水煎成汁後，去渣，分成3份，每日服3次。

　　秦伯伯今年50歲了，身體很好，每天早晨都能看見他在廣場上打太極拳，可最近這幾天卻沒見他出來，正巧早晨上班時，碰見秦伯伯的兒媳，我便問了一下，這才知道原來秦伯伯上週總是肚子脹，肚子痛，於是便去醫院檢查，原來左腎竟然有一顆0.6×0.5公分大小的結石，這可把秦伯伯嚇了一跳，說自己身體很好，怎麼會患上腎結石呢？

　　腎結石是指某些無機鹽物質在腎臟內形成的結晶，結石常是由於機體內膠體和晶體代謝平衡失調所致，與營養代謝紊亂、感染、尿淤積、泌尿系異物以及地理氣候等因素有關。一般腎結石患者的結石較少時，常無明顯的症狀表現，只在照X光片時才可發現。結石較大時可出現疼痛，有同側腰痛、腎絞痛、尿內帶血等症狀表現。

　　秦伯伯的兒子甚是煩心，雖然醫院也給老人家開了藥，但服用了幾天效果並不好，秦伯伯時常會感到腰痠、肚子脹痛，加上總擔心病情會加重，這幾天總是在床上躺著，連飲食都少了很多。知道情況後，我告訴他兒媳，讓她帶上老人家的病歷，晚上陪老人家來我這裡一趟，我給老人家診斷一下，然後開個對症的方子。

　　到了晚上，秦伯伯來了，我先看了看病歷診斷，然後告訴秦伯伯不要有心理負擔，他的腎結石並不大，如果能按時服藥並搭配對症的食療，是可以治好的。聽了我的話老人似乎有了些精神，連連點頭。我推薦老人常喝荸薺金錢草湯。

　　具體作法：取荸薺90克，金錢草、生大黃各30克。水煎成汁後，去

渣，分成3份，每日服3次。

　　金錢草是治療結石病最好的中草藥。它具有清熱解毒、散瘀消腫、利濕退黃之功效，可用於熱淋、沙淋、尿澀作痛、黃疸尿赤、癰腫疔瘡、毒蛇咬傷、肝膽結石、尿路結石等症。現代醫學研究發現，金錢草中含有酚性成分和甾醇、黃酮類、胺基酸、鞣質、揮發油、膽鹼、鉀鹽等。有排石、抑菌、抗炎作用，對體液免疫、細胞免疫均有抑制作用。

　　荸薺，又叫馬蹄，它是一種很好的防病食物，荸薺口感甜脆，營養豐富，含有蛋白質、脂肪、粗纖維、胡蘿蔔素、維生素B群、維生素C、鐵、鈣、磷和碳水化合物。可以生吃，也可以用來烹調，可製澱粉，還可作中藥。它具有涼血解毒、利尿通便、祛痰、消食除脹，緩解腎結石引起的腰痛、腹脹、腹痛、小便短赤等症狀。

　　秦伯伯聽後，感覺有道理，於是說一定按照我說的去做，持續吃藥，喝荸薺金錢草湯。大概過了兩週，我又看見秦伯伯在廣場上打太極拳了，於是上前詢問病情，秦伯伯說身體舒服多了，雖然結石還沒完全好，但感覺生命在於運動，多運動，也許這病會好得更快。

　　這裡再多說幾句，要想徹底與腎結石說拜拜，需要養成良好的日常習慣。一是多喝水，在氣候炎熱的季節或大量運動、出汗後更應多飲水，避免尿液過分濃縮，防止尿中晶體沉積；二是減少高尿酸及高草酸等食物的攝取，例如少吃豆腐、少喝濃茶、濃咖啡等；三是定期進行尿常規檢查，及早發現並進行治療。

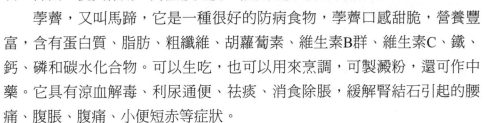

老中醫推薦方

增效食療方

冬瓜燉鯉魚
【具體作法】鯉魚1條，黃豆50克，冬瓜200克，蔥白適量。鯉魚刮鱗去內臟，同黃豆、冬瓜共煮湯，調入蔥末、低鈉鹽少許食用。每天1劑，半月為1療程。

【功效】消瘀散結，利尿通淋。對腎結石水腫者較適宜。

白糖拌芹菜

【具體作法】芹菜100克，白糖20克。芹菜切碎擠汁，每次15CC，加糖調味飲服。每天兩三次，10天為1療程。

【功效】消瘀散結，利尿通淋。緩解腎結石症狀，對伴有高血壓的腎結石患者有效，但低血壓者忌食。

綠豆藕節紅棗飲

【具體作法】綠豆、藕節各20克，紅棗10枚。將上述三味同煎服。每天2次，10天為1療程。

【功效】清熱解毒，消瘀散結，利尿通淋。對腎結石伴血尿者適宜。

【具體作法】半邊蓮25克，冰糖適量。把半邊
蓮洗淨，切成5公分的段，放入砂鍋中，加水
250CC，大火燒沸，再用小火煮25分鐘即成。

【功效】涼血解毒，利尿消腫。適用於老年人
慢性氣管炎及高血壓、尿道炎、膀胱炎等。

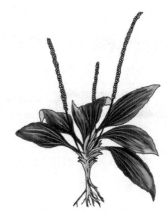

車前草

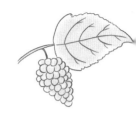

慢性腎炎，喝粥最補

患者小檔案

症狀：慢性腎炎。
實用小偏方：在調理慢性腎炎期間，女性一定要兼顧養陰，男性一定要兼顧養陽。平時可多服食薺菜粥、生薑紅棗粥、黑芝麻茯苓粥。

年輕時，王伯伯身體一直不錯，為了照顧年邁的父母，撫育兒女，把大多的精力都用在了家人身上，偶爾出現感冒、發燒等小病就自己撐一撐。但就在去年，他總感覺反覆腰痛、腰痠，低燒，面部水腫也很嚴重，到醫院檢查後診斷為慢性腎炎。住院、用藥治療一段時間後，仍然時輕時重，反覆發作，錢花了不少，但效果不好。於是輾轉找到我，詢問有何方法控制病情。

慢性腎炎又叫慢性腎小球腎炎，是一組多病因的慢性腎小球病變為主的腎小球疾病，但多數患者病因不明，與鏈球菌感染並無明確關係。中醫認為，慢性腎炎主要是因為外邪傷及日久，臟腑功能虛損，尤其是脾腎虛所致。因為體虛又感外邪而引起，或因房事勞倦重傷脾腎而引起，日久可傷及肺、肝、心等臟腑，以致五臟功能受損，氣血運行滯澀，水液精津失布，形成慢性腎炎。

俗話說，三分病七分養，在配合醫生治療外，患者應做到「離中虛，坎中滿」，離中虛，指時常保持一顆謙虛之心；坎中滿，即指腎精充足。簡單說，就是要常保持一顆謙虛之心，使心無掛礙，自由不拘，同時女性一定要兼顧養陰，男性一定要兼顧養陽。即女性要注意補血，男性要注意補氣。這才是養腎陽的最好心法。飲食方面，需要保持正確的腎炎飲食原則：優質低蛋白、低鹽、低磷、高熱量飲食，以減輕腎臟負擔，延緩腎功能的進一步減退。

專家研究發現，慢性腎炎患者恢復期間最適宜喝粥。唐代醫藥學家孫

思邈在《千金要方‧食治》中強調說，粥食能養胃氣、長肌肉；《食鑑本草》也認為，粥食有補脾胃、養五臟、壯氣力的良好功效。在此推薦幾則適用於慢性腎炎患者的粥食療方。

具體作法：

❶生薑紅棗粥：鮮生薑12克，紅棗6枚，白米90克。生薑洗淨後切碎，用紅棗、白米煮粥。每日2次，早晚餐服用，可常年服用。適用於慢性腎炎引起的輕度水腫、面色萎黃等症。

❷黑芝麻茯苓粥：黑芝麻6克，茯苓20克，白米60克。茯苓切碎，放入鍋內煎湯；再放入黑芝麻、白米煮粥即成。每日2次，早晚餐服用，連服15天。適用於慢性腎炎引起的精神委靡患者。不過，喝粥不宜太燙，人的口腔、食道、胃黏膜最高只能忍受60℃的溫度，超過這個溫度就會造成黏膜燙傷甚至消化道黏膜惡變。

☙老中醫推薦方 CB

增效食療方

玉米粥
【具體作法】碎玉米粒或麵粉50克，低鈉鹽少許。碎玉米粒加適量水煮成粥後，加低鈉鹽少許即成。空腹食用。
【功效】滋補肝腎，活血化瘀。對慢性腎炎有輔助療治的效果。

熟地山藥蜜
【具體作法】熟地黃、懷山藥各60克，蜂蜜500克。熟地黃、懷山藥快速洗淨，倒入燉鍋內，加冷水3大碗，小火約煎40分鐘，濾出頭汁半碗。再加冷水1大碗，煎30分鐘，至藥液半碗時，濾出，棄渣。將頭汁、二汁、蜂蜜調勻，倒入瓷盆內加蓋，不讓水蒸氣進入。用大火隔水蒸2小時，離火，冷卻，裝瓶，

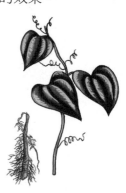

山藥

蓋緊，每日2次，每次1匙，飯後溫開水送服。

【功效】本方對於慢性腎炎病久體弱者有調養作用。

紅豆桑白皮湯

【具體作法】小紅豆60克，桑白皮15克。加水煎煮，去桑白皮，飲湯食豆。

【功效】對慢性腎炎體表略有水腫、尿檢又常有少許膿細胞者有療效，用作輔助治療，甚為適宜。

增效經穴方

【具體操作】

　　取三陰交穴、太溪穴、陰陵泉穴、足三里穴、內庭穴、湧泉穴等穴位。先點按三陰交穴、太溪穴、陰陵泉穴、足三里穴、內庭穴，每穴50～100次，以局部脹痛為宜；然後單指扣拳按揉湧泉穴50～100次，有氣感為宜。或者也可以按足底的大腦、垂體、甲狀腺、腎、腎上腺、脾、輸尿管、小腸、生殖腺、腹腔神經叢等反射區。按揉腎、腎上腺、膀胱、脾、生殖腺、甲狀旁腺各反射區50～100次，力道稍重；輸尿管由上向下，肺由內向外各推壓50～100次，力道適中；小腸、腹腔神經叢、甲狀腺各反射區刮壓30～50次；在足底部敲打50～100次，力道適中。

【功效】疏通經絡，滋補肝腎，活血化瘀，消腫散失。

❶ 足三里穴　在小腿前外側，當犢鼻下3寸，距脛骨前緣一橫指（中指）。

❷ 內庭穴　足背，第2、3趾間縫紋端。

❸ 陰陵泉穴　在小腿內側，當脛骨內側踝後下方凹陷處。

❹ 三陰交穴　小腿內側，當足內踝尖上3寸，脛骨內側緣後方。

❺ 太溪穴　在足內側，內踝後方，當內踝尖與跟腱之間的凹陷處。

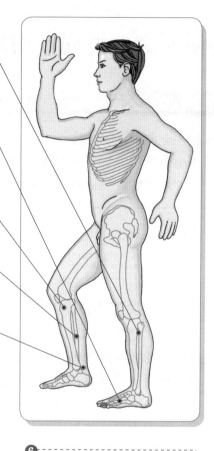

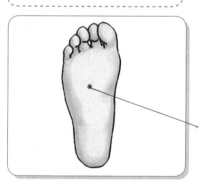

❻ 湧泉穴　在足底部，捲足時足前部凹陷處，約當第2、3趾趾縫紋頭端與足跟連線的前1/3與後2/3交點上。

小便赤澀、淋痛不用愁，一劑竹葉除病快

患者小檔案

症狀：小便赤澀、淋痛。

實用小偏方：取10克淡竹葉，放入茶杯中，用沸水沖泡，加蓋燜約10分鐘，即可飲用。一般可沖泡3～5次，最好能頻飲，效果更佳。

金先生是我的一位患者，他常到診所來配淡竹葉回去。因為每到盛夏，金先生的小便赤澀症就會時不時地發作，他也去過醫院檢查，醫生說沒什麼大事，只是因為金先生本身體內陽氣勝、血熱，到了夏天，這種症狀會更嚴重，除了小便赤澀外，有時上火、口舌生瘡，小便還會感到灼痛。後來，看到我的診所，便抱著試一試的態度來看病。當時，我瞭解了金先生的病情後，便推薦他常用淡竹葉去泡茶，並讓他在家裡常備。

具體作法：取10克淡竹葉，放入茶杯中，用沸水沖泡，加蓋燜約10分鐘，即可飲用。一般可沖泡3～5次，最好能頻飲，效果更佳。

淡竹葉別名長竹葉，味甘淡，性寒涼。歸心、胃、小腸經。能清熱除煩，利尿。主要用於熱病煩渴、小便赤澀淋漓、口舌生瘡等。相傳，東漢建安十九年，曹劉相爭。在諸葛亮的建議下，劉備發兵討伐曹操。先鋒張飛一路兵馬到巴西城後，與曹操派來的大將張部相遇。張部智勇雙全，築寨拒敵。張飛久攻不下，氣得指使軍士在城前罵陣。張部堅守不戰，並大吹大擂飲酒，惱得張飛七竅生煙，口舌生瘡，眾兵士也多因罵陣而熱病煩渴。諸葛亮聞知後，便派人送來了50甕佳釀。張部登高一看，見張飛軍士飲酒作樂，傳令當夜出城劫寨，結果卻遭到慘敗。原來他們白天在陣前喝的不是什麼「佳釀美酒」，而是諸葛亮送來的淡竹葉湯，既誘張部上當，又為張飛和眾軍士們解火祛病。

雖然這個故事講述的是諸葛亮巧破敵營的故事，但從故事中不難看出，淡竹葉對治療熱病、小便赤澀、淋痛、口舌生瘡都具有很好的療效。

自從金先生飲用淡竹葉茶後，他的小便赤澀症沒有再犯過，而且他血熱的毛病也好了許多。

❧老中醫推薦方❧

增效食療方

🥄 淡竹葉西瓜蜜汁

【具體作法】淡竹葉、白茅根各50克，西瓜300克，甘草5克，蜂蜜少許。淡竹葉、白茅根沖淨，甘草、西瓜連皮一起放入1000CC的水中，水煎成汁，去渣後，加入適量蜂蜜，代茶飲用。

【功效】解煩止渴，清心火，解暑熱，利尿通淋。治療小便赤澀、淋痛。

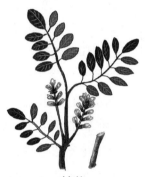

甘草

🥄 西瓜番茄汁

【具體作法】西瓜、番茄各適量。西瓜取瓤，去子，用紗布絞擠汁液。番茄先用沸水燙，剝去皮，去子，也用紗布絞擠汁液。二汁合併，代茶飲用。

【功效】清熱解毒，祛暑化濕。治夏季感冒，症見發熱、口渴、煩躁、小便赤熱、食欲不佳、消化不良等。

🥄 旋車湯

【具體作法】旋花茄、車前草各15克。以上2味藥切碎水煎服，每日1劑，分3次溫服。

【功效】清熱利濕，解毒消炎。治膀胱炎、尿道炎引起的尿急、尿頻、尿痛，以及體內熱盛引起的小便熱痛、小便出血等症。

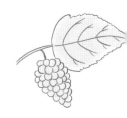

急性膀胱炎，穴位按摩顯神效

患者小檔案

症狀：急性膀胱炎，尿痛，尿道灼熱，尿液中有血絲。

實用小偏方：首先取中極穴，即將肚臍到恥骨連成一線，由下算起1/5處的穴位稱為「中極」。一面緩緩吐氣一面慢壓此穴6秒鐘，如此重複24次。其次是指壓腳底中央稍近趾側凹處的「湧泉」，採用同樣要領指壓10次。

48歲的王女士在一家企業工作，由於公司管理嚴格，任務多、壓力大，她為了減少上班時間上廁所的次數，很少喝水，甚至內急時也能忍則忍。最近，她感覺排尿時有異感，稍加用力排尿的話，就會疼痛難忍。起初她沒將這事放在心上，沒想到，過了幾天，尿道灼熱感越來越明顯，擦拭時都能見到血絲，這才去醫院做了檢查，檢查結果出來以後，證實患了急性膀胱炎。

急性膀胱炎乃泌尿系統的常見病和多發病，尤以女性為多見。發生急性膀胱炎時，膀胱黏膜的微血管遭受破壞，症狀輕者尿道灼熱疼痛，在擦拭時看到血絲，嚴重時下腹會感到疼痛，所排出的尿如血紅，令人驚慌不已。如果再不醫治，則病症將更加惡化。中醫學多將之歸為「熱淋下焦濕熱證」，認為其病機主要是腎虛，膀胱濕熱，氣化失司，只能是補腎，才能治標。為何如此呢？

簡單來說，腎和膀胱是一對陰陽。比如腎有問題了，是實證，應該用瀉法，清濕熱。怎麼瀉？腎不宜瀉，一瀉就腎虛了。應該瀉膀胱，把濕熱從膀胱趕出去。再比如，夜尿頻多，原因在膀胱，是虛證，要用補法，但膀胱是管排泄的，沒法補，你聽說過哪道藥是補膀胱的嗎？在這種醫理前提下，按摩不失為一種治療良方。而在西醫看來，腳部、腰部寒冷或是體質虛弱者，則易患膀胱炎的誘發條件，首選抗生素治療。如果中西醫

結合，在遵醫囑服用抗生素的同時，施以正確按摩進行治療，則能快速治標，徹底治本，不良反應小，預後好不復發。

　　具體作法：首先取中極穴，即將肚臍到恥骨連成一線，由下算起1/5處的穴位稱為「中極」。此穴不但能增強精力，對泌尿系統也有特效。指壓時一面緩緩吐氣一面慢壓6秒鐘，如此重複24次。其次是指壓腳底中央稍近趾側凹處的湧泉，採用同樣要領指壓10次。指壓治療膀胱炎必須有耐性，持之以恆效果尤佳。

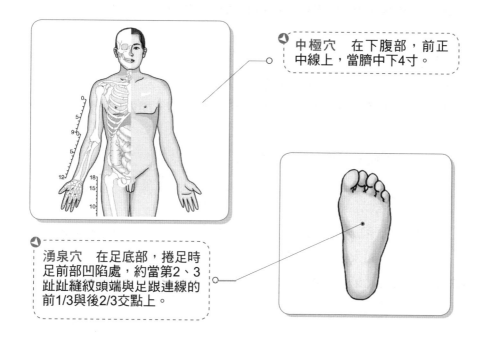

中極穴　在下腹部，前正中線上，當臍中下4寸。

湧泉穴　在足底部，捲足時足前部凹陷處，約當第2、3趾趾縫紋頭端與足跟連線的前1/3與後2/3交點上。

　　這裡要特別說一句，要避免急性膀胱炎的發生，首先要做到不憋尿。其次是多攝取水分，多吃水果，如西瓜，因為排尿本身就可沖洗尿道，排尿少反而會使細菌滋生，導致感染。再次，要養成良好的衛生習慣，女性大小便後的擦拭一定要由前向後擦，這樣才不會將陰道及肛門的細菌帶到尿道，還要勤洗澡，勤換內褲，保持外陰清潔。

∞老中醫推薦方∞

增效食療方

🥣 冬瓜牛肉羹

【具體作法】冬瓜250克，水牛肉500克，豆豉50克，蔥白、低鈉鹽、醋各適量。將冬瓜去皮，牛肉洗淨，兩者分別切碎，加水、豆豉、蔥白共煮作羹。醋牛肉蘸食，飲湯，空腹食。

【功效】具有清熱解毒、利尿消腫的功效，適用於急性膀胱炎。

🥣 青豆粥

【具體作法】青豆或者未成熟的黃豆、小麥各50克，通草5克，白糖少許。先以水煮通草去渣取汁，用汁煮青豆、小麥為粥，加白糖少許，攪勻即可食用。

【功效】幫助緩解尿頻等膀胱炎症狀。

🥣 車前子粥

【具體作法】車前子10～15克，白米50克。車前子布包入砂鍋內，煎取汁，去車前子，加入白米，兌水，煮為稀粥。

【功效】將此粥為菜，有助於幫助膀胱炎患者恢復身體功能。

韭菜食療，治好了老年尿頻的毛病

患者小檔案

症狀：老年尿頻，夜尿頻多，腎虛。

實用小偏方：將白米100克，加水煮成粥時，放入韭菜、低鈉鹽同煮，熟後溫熱食用。每日2次，連食6天就好。

玲瓏是我從小的玩伴，十多年前，她爸媽離婚，就一直跟著外婆生活，她外婆是個非常固執的人，近年來她外婆出現了尿頻的毛病，有時候一晚上要上四、五次廁所，真的是苦不堪言。她陪著外婆也去過幾回醫院，但每次檢查回來，醫生開的藥，老人家都沒有吃過，說是反正年紀也大了，不想吃藥治療。玲瓏聽後，開始還勸老人家吃藥，老人家一氣之下乾脆把從醫院拿的藥全都扔了，玲瓏又怕外婆氣壞了身體，於是便不再提吃藥治尿頻的事了。可是，最近一段時間，她外婆上廁所的頻率比以前還多，而且老人家經常說自己腿腳沒力氣，這讓玲瓏很擔心，於是，想起我是學醫的，便給我打了電話，問我有沒有偏方可以治療她外婆的尿頻症。我瞭解情況後，推薦她用韭菜食療，治療她外婆的尿頻。

具體作法：取新鮮韭菜60克，洗乾淨切段。將白米100克，加水煮成粥時，放入韭菜、熟油、低鈉鹽同煮，熟後溫熱食用。每日2次，連食6天就好。

尿頻是指排尿次數增多。成人每天日間平均排尿4～6次，夜間就寢後0～2次，屬於正常。如果排尿次數明顯增多，超過了這個範圍，可能是尿頻。排尿時有難以控制的急迫感，尿意一來就須立即排尿的現象稱之為尿急。尿頻是一種症狀，由於多種原因可引起小便次數增多，但又無疼痛，所以又稱小便頻數。

中醫認為，小便頻數主要由於體質虛弱、腎氣不固、膀胱約束無能、氣化不宣所致。而韭菜味辛，入肝經，溫中行氣，能散瘀補肝腎，並具有

暖腰膝、壯陽固精的作用，對治療尿頻療效較好。

　　玲瓏聽後，十分高興，連忙感謝我給她想了個好辦法。因為食療治病，外婆還挺接受的，所以會很配合地食用。後來，聽玲瓏說，她外婆連續服用了2個月後，尿頻症狀大致上好了，小便的次數基本上與正常人無異。為了不讓她外婆的尿頻症再犯，我還讓她平時多給老人家吃一些補腎強身的食物，如羊肉、牛肉、糯米、雞內金、魚鰾、山藥、蓮子、韭菜、黑芝麻、桂圓、烏梅等。

❧老中醫推薦方❧

增效食療方

✿ 枸杞羊腎粥

【具體作法】枸杞葉250克，羊腎1副，羊肉100克，白米約150克，蔥白2根，鹽少許。將羊腎剖洗乾淨，去內膜，細切，再把羊肉洗淨切碎。用枸杞葉煎汁去渣，同羊腎、羊肉、蔥白、白米一起煮粥，待粥成後，加入細鹽少許，稍煮即成。

【功效】益腎陰，補腎氣，壯元陽。適宜於腎虛勞損、陽氣衰敗、腰脊疼痛、腿腳痿弱、頭暈耳鳴、聽減退或耳聾、陽痿、尿頻或遺尿等症。

✿ 附片羊肉湯

【具體作法】白附片15克，栗子（去殼、衣）、薏仁各50克，羊肉500克，生薑、蔥、胡椒、鹽各適量。將羊肉置沸水中略煮，取出羊肉切成小塊，與白附片、栗子、薏仁及薑片、蔥段、胡椒共燉至羊肉熟爛，再入低鈉鹽少許調味。食羊肉飲湯，分3～4次服食。

【功效】溫腎助陽，補血益氣，健脾祛濕。適用於更年期綜合症，症見面色晦黯、精神不振、形寒肢冷、納呆腹脹、夜尿多或尿頻失禁或帶下清稀等症。

荔枝棗泥羹

【**具體作法**】荔枝、紅棗各20枚，白糖少許。將荔枝去皮、核，紅棗去核搗成棗泥，加清水適量、白糖少許，入鍋中煮熟即成。空腹食用。

【**功效**】補脾生血，止遺尿。適宜於消化不良、食少納呆、貧血出血、夜間尿頻等患者經常食用。

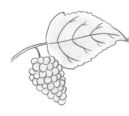

前列腺增生，三七洋參散幫你治好

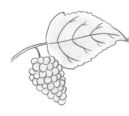

> **患者小檔案**
>
> **症狀**：前列腺增生，口渴咽乾，煩悶氣短，尿頻，尿急，血壓波動大。
>
> **實用小偏方**：取三七、西洋參各15克，分別研粉混勻。每次用溫開水沖服2克，每日1次（病程較長，小便點滴而出者每日2次），15天為一個療程。一般2～3個療程即可痊癒。

　　兩年前，社區的劉伯伯找我看病，說他總是口渴咽乾、煩悶氣短，更要命的是尿頻、尿急，白天直跑廁所大不了就是耽誤點時間，晚上夜起不僅影響休息，還容易造成血壓波動，這給臨近花甲的他造成了很大的困擾。為此，他打過消炎針，也吃了不少藥。雖然每次都能消除症狀，但是一段時間後又會復發，總是斷不了根。

　　我們先來瞭解前列腺增生的發病原因，再根據原因尋求治療之法，這就很容易了。前列腺增生是中老年男性中最常見的男科疾病，人到中年，身體各方面的機能都在走下坡，前列腺也不例外。隨著年齡的不斷增長，前列腺自然老化或腺體組織出現僵死硬化，導致功能大部分喪失，和全身需求不「匹配」，這時腺體就會多長出來一塊來彌補喪失的功能，這就是代償性增生，也就是常說的前列腺（攝護腺）肥大。如果不能將已經僵死硬化的組織激活，恢復其功能，那麼裡面的組織會繼續僵死硬化，而為了滿足身體的生理需要，新的組織就會不斷地增生。那麼，有沒有一種不用動刀不用手術就可以治療前列腺增生的療法呢？

　　有！我給了劉伯伯一則偏方，叫他回去試用。

　　具體作法：取田七（三七）、西洋參各15克，分別研粉混勻。每次用溫開水沖服2克，每日1次（病程較長，小便點滴而出者每日2次），15天為一個療程。一般2～3個療程即可痊癒。方中田七為散瘀消腫之要藥，且能

止血定痛，西洋參有補氣生津、養心益肺、清熱除煩之效。兩者合用，既能活血祛瘀，又可滋陰益氣，祛邪兼顧扶正，能減輕或消除前列腺增生引起的各種症狀，尤其對心肺陰虛型（或陰虛火旺型）患者效果較佳。

再次見到王伯伯時，他剛剛從公園晨練回來，臉色紅潤，聲音鏗鏘有力，一點都看不出曾患有前列腺增生。

✂老中醫推薦方✄

增效食療方

🍽 鮮拌萵苣

【具體作法】鮮萵苣250克，黃酒、低鈉鹽、雞精粉各適量。將萵苣削皮、洗淨、切絲，加入少量低鈉鹽，攪拌均勻，去除滲出的汁液，加入黃酒、雞精粉拌勻即可。

【功效】萵苣味苦甘性寒，清熱利尿消腫，加以黃酒更增強活血軟堅之功。適用於積熱型前列腺增生症。

🍽 茅根小紅豆粥

【具體作法】白茅根50克，小紅豆30克，白米50克。白茅根洗淨，切小段，置鍋中，加清水500CC，急火煮沸10分鐘，濾渣取汁。小紅豆、白米洗淨，置鍋中，再加白茅根汁，加清水200CC，急火煮開5分鐘，改小火煮30分鐘，成粥，趁熱食用。

【功效】清熱利尿，通淋化瘀。適用於瘀積內阻型前列腺增生症。

增效經穴方

【具體操作】

❶選穴：

背部：項叢刮、太陽刮、腎俞穴、骶叢刮。

下肢：三陰交、太溪穴、血海穴、陰陵泉、足三里。

腹部：天樞穴、關元穴。

上肢：內關穴、神門穴。

❷方法：適量抹油，切忌乾刮，按此順序刮拭即可。刮痧出現的血凝塊（出痧）不久即能潰散。形成一種新的刺激因素。

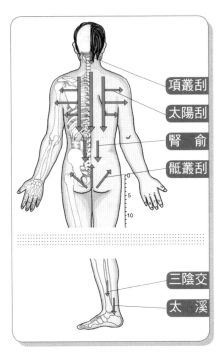

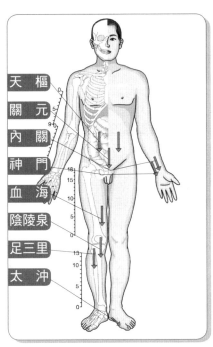

【功效】刮痧不但可以刺激免疫功能，使其得到調整，而且還可以透過神經作用於大腦皮質，調節大腦的興奮與抑制及內分泌平衡，對前列腺增生輔助治療可發揮很好的效果。

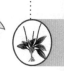

向日葵盤熬水，慢性前列腺炎好得快

患者小檔案

症狀：慢性前列腺炎，伴有尿頻，尿不盡，腎虛。
實用小偏方：❶取向日葵盤（乾）3克，用涼水洗淨放入杯中，水開沏泡，隨喝隨沏，代茶飲用。❷按摩陰陵泉穴、曲澤穴、三陰交穴和女福穴。

錢老闆是一家企業的老闆，生意場上無法避免的就是大魚大肉加陪酒陪笑，可這樣時間一長，身體可撐不住了，不僅患上了「三高」症，還纏上了前列腺炎這個麻煩，開始時，只是感覺尿頻，每回想上廁所小便，可跑去了卻又尿不出，或者只有點滴，可後來情況嚴重，身體狀況一日不如一日，不僅尿頻、尿不盡，有時小便時還會疼痛，而且運動一會兒就感到疲憊、腿腳發軟。難道自己患上了什麼重大疾病？抱著一顆忐忑的心，錢老闆去了醫院，一系列檢查後，詢問醫生得知自己患了慢性前列腺炎。那麼該怎麼治療呢？

中醫認為，腎主水，如果腎受到了傷害，人體的水液代謝就會受到阻滯，這些水液鑽到哪裡去了呢？就像那些馬路上淤積的水坑一樣，水既然沒有被很好地排除，那麼，就總會留在身體的某個角落。水往低處流，一般而言腎功能失調下的水液多停留在人體的下部，如陰經部位、尿道周圍等。這樣的後果，一方面是前列腺會在水液的滲透下變得腫大；另一方面，這些淤積的水液很快變質，細菌滋生，就出現了人們常說的前列腺炎。

慢性前列腺炎分為細菌性前列腺炎和非細菌性慢性前列腺炎。其中，非細菌性的慢性前列腺炎臨床所占比例為90%以上。這種類型的前列腺炎多與腎氣不足、氣滯血瘀等有關。我給了錢老闆一個方子。

具體作法：取向日葵盤（乾）3克，用涼水洗淨放入杯中，水開沏泡，

隨喝隨沏，代茶飲用。飲此水當天見效，尿頻、尿急、尿不盡、尿痛症狀消失；3天後夜尿清澈不渾濁；連飲5天，就可治癒前列腺炎。之所以有此效果，是因為向日葵盤能啟動和增強機體的非特異性抗炎作用。

　　我再推薦一個非藥物治療的方法：前面說過腎主水，水不通，泌尿系統就會出問題，所以，從根源上出發，機體得利水。這個時候，建議取人體小便的調節器——陰陵泉穴按壓，因為還要促進心血的良性循行，再加上按壓心包經上的曲澤穴，此外，三陰交穴和女福穴（它位於外踝前側約一寸的地方，肌肉微凸，可以用壓痛法取準），也可配合按壓，因為它們也是調理全身血液的。不用什麼隆重的對待，每次按8分鐘，痠脹感越強烈越有效。

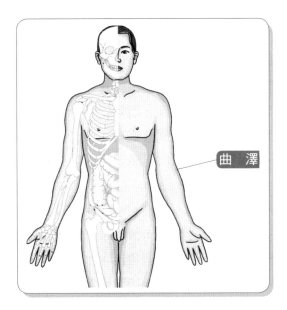

曲　澤

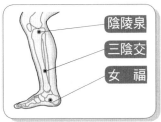

陰陵泉
三陰交
女　福

∞老中醫推薦方∞

增效食療方

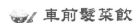

車前髮菜飲

【具體作法】車前子、髮菜各10克，冰糖適量。將車前子用紗布包紮好，與髮菜一起，適量加水，大火煎沸後，改用小火煎煮半小時，撈出紗袋，加入冰糖，待糖溶化，煮沸片刻後，即可服食。

【功效】健脾除濕，利水消腫。車前子、髮菜味甘性寒，有清熱利尿的作用，髮菜還有消癭散結之功。二味配伍，適用於前列腺炎。

枸杞肉丁

【具體作法】豬後腿肉250克，枸杞15克，番茄醬50克，黃酒、薑、白醋、白糖各適量。豬腿肉洗淨切成小丁，用刀背拍鬆，加酒、鹽、濕澱粉拌勻，醃漬15分鐘後滾上乾澱粉，用六、七分熱的油略炸撈起，待油熱後再炸一次撈起，使肉至酥為止，撈起盛盤。枸杞磨成醬，調入番茄、白糖、白醋成甜酸醬汁，倒入餘油中翻炒至濃稠，放入肉丁拌和。佐餐食。

【功效】補腎精，滋腎陽。適用於前列腺炎。

增效經穴方

【具體操作】

❶選穴：

背部：腎俞穴、膀胱俞穴。

腹部：氣海穴、關元穴、中極穴。

下肢：陰陵泉穴、三陰交穴、太溪穴、太沖穴。

❷方法：刮痧前適當抹油，按此順序刮痧能發揮很好的輔助治療作用，各穴刮拭5次左右，期間營養做相應補充。

【功效】氣海以溫補下焦達到補腎氣，理下焦通之效；關元等穴通調下焦之氣而利濕熱；血海清熱解毒。

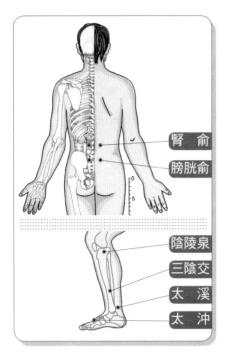

腎　俞

膀胱俞

陰陵泉

三陰交

太　溪

太　沖

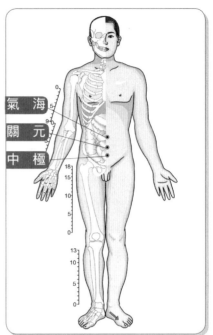

氣　海

關　元

中　極

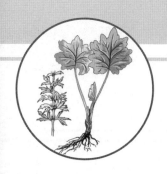

第五章

【生殖系統】小偏方

人到中年常會感覺到生活疲憊，尤其是自己患上生殖系統毛病時，更是煩上加煩，那麼，中老人朋友如何擁有一個幸福健康的夫妻生活呢？訣竅就是掌握一些簡單的小偏方，遠離疾病的困擾。

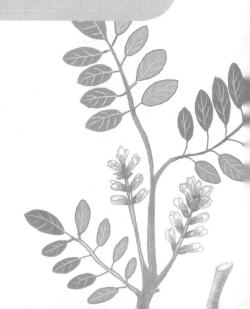

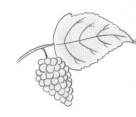

常吃豆腐，防治更年期綜合症

∞ **患者小檔案**

症狀：更年期綜合症。

實用小偏方：麻婆豆腐，取嫩豆腐塊汆水，鍋置中火上，將油燒至六分熱，放入牛肉末煸炒，加豆瓣醬炒香，放薑末、蒜泥、豆豉炒勻；放辣椒，待炒出紅油時加入肉湯、黃酒、醬油、低鈉鹽燒沸，再下豆腐、雞精粉、生粉勾芡收汁；最後下青蒜苗，炒斷生即起鍋，撒上花椒即成。

　　張蕾今年42歲了，自從提前退休在家後，憂慮、記憶力減退、注意力不集中、失眠、極易煩躁，甚至喜怒無常等症狀逐漸出現，她的家人也很無奈。去醫院徹底查遍也沒查出有什麼毛病。最後在家人的介紹下，到我這開方子調理。

　　到了40～60歲這個年齡段，女性體內氣血開始衰弱，經氣隨之匱乏，從而逐漸失去月經和生育功能，容易出現煩躁易怒、記憶力減退、失眠、心慌、身體發胖、尿頻等與絕經有關的症狀，俗稱「更年期綜合症」。中醫將其稱之為「臟燥」。

　　我推薦她吃豆腐，豆腐是淮南王劉安發明的綠色健康食品。時至今日，已有2100多年的歷史，深受世界人民的喜愛。豆腐中富含優質蛋白、大豆卵磷脂、大豆異黃酮、大豆膳食纖維、寡糖等成分，對於減肥、美化皮膚、防止骨質疏鬆症的發生，以及減輕更年期障礙都有很大的幫助。

　　一般家常菜中有這麼幾道既好吃又易做的佳餚。

　　具體作法：

　　❶麻婆豆腐：取嫩豆腐塊400克，肉湯120CC，薑末、蒜泥、生粉、豆豉、豆瓣醬碎、辣椒、花椒、黃酒、低鈉鹽、醬油各適量。豆腐塊汆水，鍋置中火上，將油燒至六分熱，放入牛肉末煸炒，加豆瓣醬炒香，放

薑末、蒜泥炒出味，加豆豉炒勻；放辣椒粉，待炒出紅油時加入肉湯、黃酒、醬油、低鈉鹽燒沸，再下豆腐，用小火燒至冒泡時加雞精粉，生粉勾芡收汁；最後下青蒜苗，炒斷生即起鍋，撒上花椒即成。可清熱解毒，健脾益氣，滋補肝腎，生津潤燥。適用於更年期有食欲不佳、疲乏無力、心情煩躁等症狀者食用。

　　聽我說完，張蕾興奮極了，剛好這道菜她很愛吃，說回家一定天天做著吃，我聽後趕忙說，別那麼性急，天天吃，再好吃的東西也會有吃膩的時候，女性更年期階段要注意營養搭配，這樣才能更好地預防更年期症狀。

∽ 老中醫推薦方 ∾

增效食療方

🍚 西芹炒淡菜

【具體作法】西芹100克，淡菜50克，薑片、蔥段、黃酒、低鈉鹽、雞精粉、太白粉、雞湯各適量。西芹洗淨，切成段；淡菜洗淨，用黃酒浸泡；炒鍋內倒入花生油，燒至六分熱時，放入薑片、蔥段，加入淡菜、西芹，低鈉鹽調味，炒至熟透，調入雞精粉，用太白粉勾芡即可。

【功效】健脾益氣，滋補肝腎，清熱解毒。適用於更年期煩躁不安、潮熱、多汗、失眠、高血壓等症狀者食用。

🍚 山楂蒸白菜

【具體作法】山楂100克，白菜200克，薑末、蔥花、蒜泥、低鈉鹽各3克，雞精粉適量。山楂洗淨去核，切片，放入沙鍋內煎20分鐘，去渣取汁，待用；白菜洗淨，切成段；將白菜放入蒸盆內，加入山楂汁、低鈉鹽，置蒸籠內蒸熟，調入雞精粉、蒜泥，撒入薑末、蔥花即

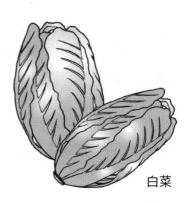

白菜

可。

【功效】健脾益氣，滋補肝腎，清熱解毒。適用於更年期食欲不振、消化不良，以及煩躁不安、失眠等症狀者食用。

金針菜燴芹菜

【具體作法】金針菜100克，芹菜150克，醬油10CC，醋適量，低鈉鹽少許，蔥、薑末各10克，水澱粉適量，油50CC。金針菜去硬根洗淨；芹菜去根及葉，切成斜刀段待用；炒鍋上火，注油燒熱，下蔥、薑末熗鍋，放芹菜、金針菜、醬油、醋、低鈉鹽及少許清湯燜熟，下水澱粉勾薄芡，燴炒幾下即可。

【功效】健脾益氣，滋補肝腎，清熱解毒。適用於女性更年期肝經有熱、引發頭痛、眩暈者。

增效足浴方

女貞子首烏足浴方

【具體操作】女貞子、制何首烏各55克，苦丁茶15克。將上藥加清水2000CC，煎至水剩1500CC時，濾出藥液，倒入腳盆中，待溫度適宜時泡洗雙腳，每晚臨睡前泡洗1次，每次40分鐘，15天為1療程。

【功效】滋補肝腎，平肝降火。適用於更年期綜合症見月經紊亂、頭昏耳鳴、五心煩熱、急躁口苦者。

白蘿蔔合歡皮足浴方

【具體操作】白蘿蔔250克，合歡皮、夜交藤各50克。將白蘿蔔切片，與另2味同入藥鍋，加清水適量，煎煮30分鐘，去渣取汁，與2000CC開水一起倒入盆中，待溫度適宜時泡洗雙腳，每天1次，每次薰泡40分鐘，10天為1療程。

【功效】紓肝解鬱，理氣化痰。適用於更年期綜合症見胸脇及小腹脹滿疼痛、抑鬱不樂者。

柴胡白芍足浴方

【具體操作】柴胡、白芍、香附各15克，枳殼、鬱金各30克，陳皮、木香各9克。將上藥加清水2000CC，煎至水剩1500CC時，濾出藥液，倒入腳盆中，待溫度適宜時泡洗雙腳，每晚臨睡前泡洗1次，每次30分鐘，20天為1療程。

【功效】滋陰潛陽，養血安神，理氣解鬱。適用於肝氣鬱結型更年期綜合症。

增效經穴方

【具體操作】

❶取穴：崑崙穴、申脈穴、太沖穴、行間穴、俠溪穴、湧泉穴、陽陵泉穴、足三里穴。

❷足浴後，用雙手拇指捏揉崑崙、申脈穴各50～100次。

❸按壓太沖穴、行間穴、俠溪穴、陽陵泉穴、足三里穴各50～100次。

❹點按失眠點穴、湧泉穴各100次，力道稍重，以有氣感為宜。

【功效】滋陰潛陽，養血安神，理氣解鬱。

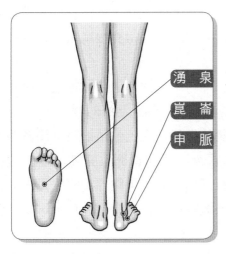

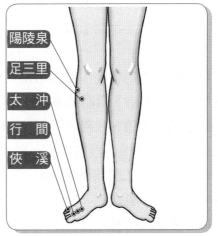

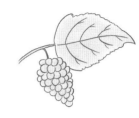

區位按摩，治療慢性骨盆腔炎

患者小檔案

症狀：慢性骨盆腔炎，腰部痠痛，精神疲乏，帶下似膿、有穢味。
實用小偏方：❶拳揉臀肌：以手握成虛拳或實拳置於一側臀部，做順時針及逆時針旋轉拳揉各20～30次。能夠宣通氣血，解痙止痛。❷拿提股內：以一手拇指及其餘四指分開，置於股內側陰廉、五里穴處前後拿定，然後向上垂直拿提肌肉3～5次。能夠通經活絡，活血祛瘀。❸掌搓股外：以一手掌心置於髂前上棘處，由上向下沿大腿外側呈直線摩動20～50次。❹橫摩腰骶：使手指平伸，掌及手指置於對側腰骶部，自左向右呈橫形摩動20～30次。

　　張豔的慢性骨盆腔炎得從3年前說起，原本她患的只是急性骨盆腔炎，由於總是拖著不去接受正規治療，只是自行去藥店買點洗液或消炎藥應付，久而久之，張豔的骨盆腔炎反覆發作，逐漸轉化為慢性骨盆腔炎。特別是去年以來，張豔的骨盆腔炎越來越嚴重，經常感到下腹劇痛，伴有高熱、寒戰、白帶增多呈膿性、有臭味等症狀。嚴重時，持續發燒，整天躺在床上。可她就是不想去醫院檢查，她覺得去醫院檢查很麻煩，也很難為情。

　　雖然在確診病情後，醫生給她開了婦科千金片，但起效很慢。她也知道骨盆腔炎很難治，但還是希望我能告訴她一些輔助治療的辦法。

　　聽了她的訴說，我告訴張豔，骨盆腔炎是女性上生殖道及其周圍組織的炎症，主要包括子宮內膜炎、輸卵管炎、輸卵管卵巢膿腫、盆腔腹膜炎。此病表現為下腹部不適，有墜脹和疼痛感覺，下腰部痠痛，月經和白帶量增多，可伴有疲乏、全身不適、失眠等症。在勞累、性交後、排便時及月經前後症狀加重。

　　在中醫看來，盆腔炎的發病機理有濕熱瘀結、寒凝氣滯兩大類，而按

摩療法能夠疏通氣血、溫補臟腑，對控制病情十分有益。

具體作法：

❶拳揉臀肌：以手握成虛拳或實拳置於一側臀部，做順時針及逆時針旋轉拳揉各20～30次。能夠宣通氣血，解痙止痛。

❷拿提股內：以一手拇指及其餘四指分開，置於股內側陰廉、五里穴處前後拿定，然後向上垂直拿提肌肉3～5次。能夠通經活絡，活血祛瘀。

❸掌搓股外：以一手掌心置於髂前上棘處，由上向下沿大腿外側呈直線摩動20～50次。

❹橫摩腰骶：使手指平伸，掌及手指置於對側腰骶部，自左向右呈橫形摩動20～30次。

以上方法能夠培補腎元、鎮靜止痛；對慢性骨盆腔炎、腰椎間盤脫出、腰肌勞損等症有防治的作用；同時對失眠、頭暈、頭痛有鎮靜安神之效。

張豔聽後，驚喜萬分，依照我說的方法，天天按摩，大概一個月後，她再去醫院複診時，慢性骨盆腔炎症狀已經大致消失了。

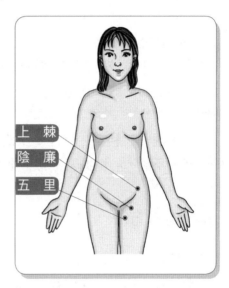

上　棘
陰　廉
五　里

❦老中醫推薦方❧

增效食療方

🥣 蓮子排骨湯

【具體作法】豬排骨200克，蓮子40克，芡實30克，枸杞20克，懷山藥25克。將豬排剁成小塊，用沸水氽燙一下，除去浮沫，與蓮子（去心）、芡實（去雜質）、懷山藥、枸杞，一起放入砂鍋中，加水、料理酒、低鈉

鹽、胡椒、薑、蔥等，用中火燉1小時，再加少量雞精粉調和，即可食用。

【功效】補腎益精，清心固帶。對於肝腎不足、濕熱下注的慢性骨盆腔炎患者康復有益。

冬瓜粥

【具體作法】槐花10克，薏米30克，冬瓜仁20克，白米適量。將槐花、冬瓜仁水煎成濃湯，去渣後再放薏米及白米同煮成粥服食。

【功效】清熱祛濕。治療慢性骨盆腔炎。

荔枝核蜜飲

【具體作法】荔枝核30克，蜂蜜20克。荔枝核敲碎後放入砂鍋，加水浸泡片刻，煎煮30分鐘，去渣取汁，趁溫熱調入蜂蜜，拌和均勻即可。早晚2次分服。

【功效】理氣，利濕，止痛。主治各類慢性骨盆腔炎，證見下腹及小腹兩側疼痛，不舒，心情抑鬱，帶下量多。

增效經穴方

【具體操作】

❶按揉中極穴：先用右手中指指腹順時針方向按揉中極穴2分鐘，再點按半分鐘，以局部有痠脹感為準，此穴對小便不通、帶下病、骨盆腔炎有較好的治療效果。

❷按揉子宮穴：取坐位或仰臥位，用雙手拇指分別按於兩側子宮穴，先順時針方向按揉2分鐘，再點按30秒，以局部感到痠脹並向整個腹部放散為好。此穴對痛經、月經不調、骨盆腔炎有較好的治療效果。

❸按揉關元穴：取坐位或仰臥位，先用食指或中指順時針方向按揉關元穴2分鐘，再點按30秒，以局部有酸脹感為準，此穴對腹痛、腹瀉、月經不調、骨盆腔炎有較好的治療效果。

❹揉按氣海穴、中極穴、膈俞穴、腎俞穴，每個穴位按揉3分鐘，力道

以局部微熱為準。

【**功效**】補腎益精，清心固帶，疏肝理氣，活血化瘀。治療慢性骨盆腔炎。

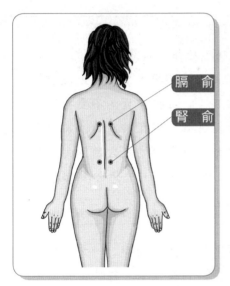

膈 俞
腎 俞

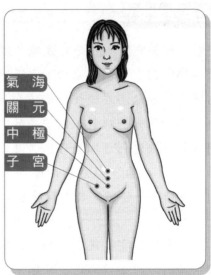

氣 海
關 元
中 極
子 宮

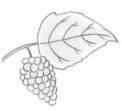

抱腿壓湧泉，預防卵巢囊腫的好辦法

患者小檔案

症狀：卵巢囊腫，腹部有腫塊，腹痛，尿頻，月經紊亂。

實用小偏方：刺激湧泉穴，每天晚上17～19時，坐在床上或沙發上，右腿向後屈起，左腿往頭面方向抬起（一定要伸直，不要打彎），伸出雙手，深吸一口氣，將雙手的四指併攏，壓在腳底的湧泉穴上，意想吸氣要快速到達卵巢部位，並以卵巢中央向湧泉穴的方向衝擊，持續1分鐘，吐氣，猛然鬆開壓著湧泉穴的雙手，意想卵巢囊腫由此彈出。交換另一條腿，反覆持續20分鐘。

藍大姐是我家的鄰居，最近她似乎有些憂心忡忡。一天，她哭著來到我家，說自己這輩子沒救了，做不了完整的女人了。我聽著糊塗，追問她到底發生了什麼事。她告訴我，幾個月前無意中摸到下腹部有一個雞蛋大的硬塊，剛開始她還沒有放在心上，但隨著時間的推移，她總感覺肚子脹大了，剛開始她還以為自己是發福了，於是拚命減肥。結果，不僅沒有減掉肚子上的肉，腹部反而越來越大，排尿次數也增多了，就連月經週期都發生了變化，周圍人對「孕」味十足的她投來質疑的眼光，還說自己這麼大年紀了還要生第二胎，於是帶著委屈和疑問，她去醫院做了檢查，檢查結果一出來，她差點暈過去，自己患上了卵巢囊腫。醫生說要先消炎，然後準備手術治療，藍大姐一聽要手術，嚇壞了，拚命問醫生能不能不手術，自己還想做一個完整的女人，醫生看著她情緒很激動，便讓她先回家休息。後來，藍大姐實在受不了這樣的打擊，便找到了我。

我瞭解情況後，對藍大姐說，醫生也是為了你的健康著想，我能看一下你的檢查病歷嗎？藍大姐便回家拿給我看，她的尿妊娠試驗為陰性，證實未妊娠，超音波檢查顯示卵巢有畸胎瘤，直徑約5公分。這個囊腫確實不小，但如果想保守治療的話，運用中醫治療，還是有康復希望的。中醫學

認為，卵巢囊腫多因痰瘀凝結，憂思傷，虛生痰，痰飲停聚而阻滯氣機，引起氣滯血瘀、痰飲與血瘀結成塊所致。因此，治療時多從腎經入手，透過疏肝理氣、活血化瘀的方法來軟堅散結，清熱解毒。

我推薦藍大姐透過刺激湧泉穴進行療治。

具體作法：每天晚上17～19時，為腎經當令之時，坐在床上或沙發上，右腿向後屈起，左腿往頭頂方向抬起（一定要伸直，不要打彎），伸出雙手，深吸一口氣，將雙手四指併攏，壓在腳底的湧泉穴上，意想吸氣要快速到達卵巢部位，並以卵巢中央向湧泉穴的方向衝擊，持續1分鐘後再吐氣。吐氣時猛然鬆開壓著湧泉穴的雙手，

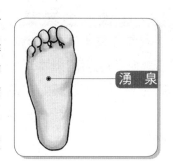

意想卵巢囊腫由此彈出。練完左腿，再換右腿，如此反覆持續20分鐘，有保養子宮和卵巢的功效，且能促進任脈、督脈、沖脈的暢通，達到化散卵巢囊腫塊的目的。

對於年齡較大、平衡性較差或者初次練習的女性而言，要求可以放寬。臉朝上，平躺，伸直一條腿，緩緩抬起另一條腿，使大腿部位逐漸靠近腹部，伸出雙手的四指，開始按壓湧泉穴，持續長期按壓亦有療效。此外，如果能搭配飲用膈下逐瘀湯更佳。

具體作法：赤芍、桃仁、延胡索、牡丹皮各10克，五靈脂50克，當歸12克，川楝子、三稜、莪朮、土鼈蟲各8克，夏枯草、穿山甲（代）各10克，甘草5克。水煎後服用，每日1劑，分2次服完。可紓肝理氣、活血化瘀、軟堅散結，治療卵巢囊腫。這樣連續治療了一段時間後，藍大姐的病情似乎有了改善，月經規律了，腹脹的感覺也有所減輕，她的心情也好了許多。

溫馨提醒

卵巢囊腫是很多中年婦女易患的疾病，所以防治就變得重要起來，建議女性朋友不妨常常按上述方法按壓湧泉穴，可以起到較好的保健、預防作用。

∞老中醫推薦方∞

增效食療方

🥣 山楂黑木耳湯

【具體作法】山楂100克，黑木耳50克，紅糖30克。將山楂水煎約500CC去渣，加入泡發的黑木耳，小火煨爛，加入紅糖即可。每日服用2～3次，5天服完一劑，可連服2～3週。

【功效】活血散瘀，健脾補血。適用於卵巢囊腫、子宮肌瘤、月經不暢者服用。

🥣 山藥核桃仁燉母雞湯

【具體作法】母雞1隻，山藥40克，核桃仁30克，水發香菇、筍片、火腿各25克，黃酒、低鈉鹽各適量。淨母雞用沸水汆燙去血穢，放在湯碗內，加黃酒50CC，低鈉鹽適量，鮮湯1000CC；將山藥去皮切薄片，核桃仁洗淨；將山藥、核桃仁、香菇、筍片和火腿片擺在雞上，上籠蒸2小時左右，待母雞酥爛時取出食用。

【功效】補氣健脾，活血化瘀。適用於卵巢囊腫患者。

🥣 田七燉乳鴿湯

【具體作法】乳鴿1隻，田七10克，紅花5克，豬瘦肉150克，生薑3片。將田七置鍋中用少許雞膏炒至微黃，晾冷後稍打碎，將乳鴿宰後洗淨，豬瘦肉洗淨，將乳鴿、豬瘦肉與諸藥放進燉鍋內，加入清水2000CC，用大火煮沸後，改用小火燉2小時，調入適量低鈉鹽即可食用。

【功效】補氣活血，化瘀散結。適用於卵巢囊腫、子宮肌瘤患者。

瑜伽保健方

🥣 坐角式

【具體操作】按基本坐姿坐好，分開兩腿。兩手放於身體前地面，屈肘，將上身軀體儘量貼近地面。兩手分開，儘量伸展，慢慢抓住腳尖。呼氣，兩手收回，慢慢抬起上體及頭部，閉眼放鬆全身。

【功效】減少女性的經期腹痛，減輕腰骶椎疼痛；能最大限度地鍛鍊髖部，刺激整個骨盆血液循環的狀態，溫暖和滋養卵巢。

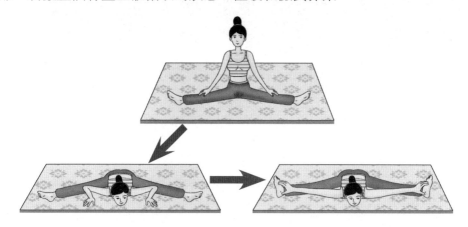

🏵️ 臥蝶式

【具體操作】腳心相對坐於地面，吸氣，身體向上延長伸展，呼氣時，身體下彎直至額頭觸及腳趾，保持10～30秒。再次吸氣，繼續把雙臂向前向下充分伸展，加大整個身體與地面的接觸，呼氣，上半身繼續向下，保持好正常的呼吸，持續20～30秒。

【功效】加大整個腹腔的血流量，驅除整個腑臟內的寒氣，由於展開骨盆，身體最大幅度地向前彎曲，可以擠壓和刺激整個骨盆血液循環的狀態，溫暖和滋養卵巢。

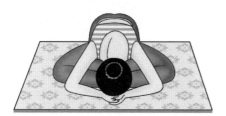
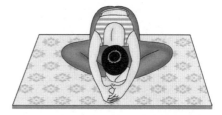

溫馨提醒

　　經常練習瑜伽對預防卵巢囊腫是很有幫助的，練習者能強健腎臟，提高性功能，改善經期不適，增強卵巢功能，延緩衰老。

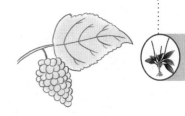

穴位按摩，揉揉就能緩解痛經

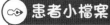

患者小檔案

> **症狀：**痛經，經期腹痛難忍，感到噁心，嘔吐，頭暈乏力。
> **實用小偏方：**帶穴摩腹法，每晚睡前空腹，將雙手搓熱，雙手左下右上疊放於肚臍，順時針揉轉，約15分鐘，端坐，放鬆，微閉眼，用右手對著肚臍眼的神闕穴空轉，意念將宇宙中的真氣能量向臍中聚集，以感覺溫熱為佳。

　　倪女士是我的一個患者，在外資企業任部門主管一職，平時工作壓力很大，但還算能應付得過來，只是，她有痛經的毛病，每到經期前後或行經期間，都會感到噁心、嘔吐，有時候還會腹瀉、頭暈、頭痛，感覺全身疲乏無力，例假來的第一天還會肚子痛得厲害，有時候痛得都要虛脫了。難道除了止痛藥，就沒有別的方法可以緩解痛苦了嗎？

　　據統計，75%的女性都有不同程度的痛經情形，可見，痛經對於女性影響的範圍之大。臨床上將痛經分為原發性痛經和繼發性痛經。原發性痛經指生殖器官無明顯器質性病變的月經疼痛，又稱功能性痛經，常發生在月經初潮或初潮後不久，多見於未婚或未孕婦女，往往在生育後痛經可緩解或消失；繼發性痛經指生殖器官有器質性病變如子宮內膜異位症、骨盆腔炎和子宮黏膜下肌瘤等引起的月經疼痛。

　　痛經主要和心情有關。同時，痛經又影響人的心情。如果能掌握一些治療和緩解痛經的小偏方，算得上是對自己最貼心的關愛了。我給倪女士推薦帶穴摩腹法。

　　具體作法：每晚睡前空腹，將雙手搓熱，雙手左下右上疊放於肚臍，順時針揉轉，約15分鐘，端坐，放鬆，微閉眼，用右手對著肚臍眼的神闕穴空轉，意念將宇宙中的真氣能量向臍中聚集，以感覺溫熱為佳。摩腹時，要特別關照小腹正中線上的神闕穴、關元穴和中極穴等穴位。如果痛

經讓你直不起腰板，甚至伴有腰痛等現象，你還需要用拳頭敲打後腰，上至兩側腰肌，下至骶部。上面提到了神闕穴，這裡要單獨提出來說一下，這個穴位於臍窩正中，屬任脈。是人體生命最隱密最關鍵的要害穴竅，是人體生命能源的所在地。透過經絡調理，能使腎氣充足、精血旺盛，則月經自然通調。

此外，對於易發生痛經的女性，經期前後的保暖一定要做好。

具體作法：睡覺前用熱水泡腳30分鐘，同時，還應吃些溫熱補氣血的食物，如在經期吃荔枝乾5～6個，便能漸漸回暖，如痛勢嚴重，用荔脯10枚、生薑1片、紅糖少許，煮成糖水喝，也能止痛。再如老鴨湯，也是女性補血養顏的佳品，多喝也不會上火，還能暖體化濕，可謂女性滋補氣血「第一湯」。

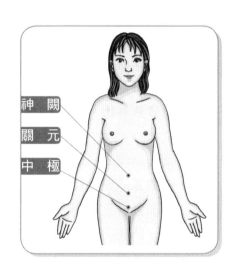

❧老中醫推薦方❧

增效食療方

韭菜月季花紅糖飲
【具體作法】鮮韭菜30克，月季花3～5朵，紅糖10克，黃酒10CC。將韭菜和月季花洗淨壓汁，加入紅糖，用黃酒沖服。
【功效】理氣，活血，止痛。用於痛經的治療，服藥後仰臥半小時效果更佳。

山楂葵子湯
【具體作法】山楂、葵花子仁各50克，紅糖100克。將山楂洗淨，加入葵花

子仁放入鍋內，加水適量，用小火燉煮，將成時，加入紅糖，再稍煮即成湯。行經前2～3日服用。

【功效】健脾胃，補中益氣，減輕經前、經後痛經。適用於氣血兩虛型痛經。

山楂桂枝紅糖水

【具體作法】山楂20克，桂枝8克，紅糖適量。將山楂與桂枝放入砂鍋中，水煎成汁，濾出，加入紅糖拌勻，趁熱飲用。

【功效】溫經通脈，化瘀止痛。治療寒性血瘀型痛經。

增效足浴方

艾葉香附足浴方

【具體操作】艾葉20克，香附10克，益母草20克，玄胡、當歸、赤芍、小茴香各15克，紅花10克。將上藥加清水2000CC，煎至水剩1500CC時，濾出藥液，倒入腳盆中，先薰蒸，待溫度適宜時泡洗雙腳，每晚臨睡前泡洗1次，每次40分鐘，於經前10天開始，直至月經乾淨止。

【功效】祛寒通經，理氣活血。可治療痛經。

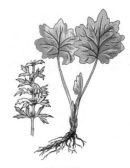

益母草

益母草香附足浴方

【具體操作】益母草、香附、乳香、沒藥、夏枯草各20克。將上藥加清水2000CC，煎至水剩1500CC時，濾出藥液，倒入腳盆中，先薰蒸，待溫度適宜時泡洗雙腳，每晚臨睡前泡洗1次，每次40分鐘，於經前10天起，15日為1個療程。

【功效】溫經散寒，活血止痛，理氣散結。緩解痛經引起的小腹疼痛、經色黯黑夾血塊、畏寒肢冷等症狀。

丹參艾葉足浴方

【具體操作】丹參50克，艾葉30克，桃仁、小茴香各20克。將上藥加清水2000CC，煎至水剩1500CC時，濾出藥液，倒入腳盆中，先薰蒸，待溫度適宜時泡洗雙腳，每日1次，每次40分鐘，於經前10天起，15日為1個療程。

【功效】溫經散寒，活血止痛。治療痛經引起的小腹疼痛、經色黯黑夾血塊、畏寒肢冷等症狀。

增效經穴方

【具體操作】關元穴、中極穴、氣海穴、三陰交穴。氣血瘀滯者，加灸太沖穴、曲泉穴；胸脅、乳房痛甚者，加灸外關穴、肝俞穴；小腹劇痛者，加灸次髎穴；寒濕凝滯者，加灸水道、地機穴；氣血虛弱者，加灸脾俞穴、足三里穴。

用艾條溫和灸，每次取4～5穴，各灸20分鐘左右，以局部皮膚潮紅為準，每日灸1次。或用艾炷隔鹽灸，取背部和腹部穴位，穴上鋪墊低鈉鹽，取艾炷如蠶豆大小，置於鹽上而灸之，各灸6～7壯。

【功效】活血化瘀，溫經散寒。治療痛經引起的小腹疼痛、經色黯黑夾血塊、畏寒肢冷等症狀。

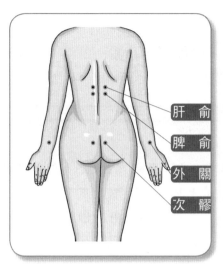

肝　俞　　氣　海
脾　俞　　關　元
外　關　　水　道
次　髎　　中　極

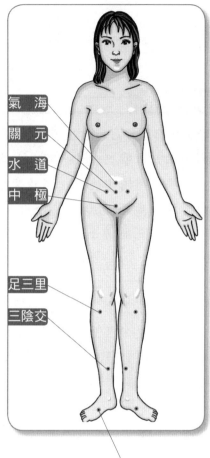

足三里
三陰交

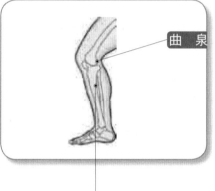

曲　泉

❶ 地機穴　在小腿內側，當內踝尖與陰陵泉的連線上，陰陵泉下3寸。

❷ 太沖穴　在足背側，當第1蹠骨間隙的後方凹陷處。

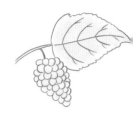

壯陽飲治陽痿，讓男人重拾信心

患者小檔案

症狀：陽痿，腎虛，生殖器勃起困難。

實用小偏方：❶巴戟天、懷牛膝各150克，米酒1500CC。先將巴戟天、懷牛膝用清水洗淨，然後隔水蒸上30分鐘，取出風乾，再放入瓶內；注入米酒1500CC，浸泡7日，即可取出飲用。❷佛手50克，梔子30克。先將佛手洗淨，切成片，梔子洗淨。同置鍋中，加清水500CC，急火煮開3分鐘，改小火煮30分鐘，濾渣取汁，分次飲用。

王浩是一家上市公司的總經理，從小嬌生慣養，是個典型的「富二代」，家底豐厚的他在成家立業後，並不注意檢點，不珍惜來之不易的夫妻感情，常常夜不歸宿，每晚在喧鬧的夜總會、歌舞廳中玩樂。也許是上天的報應吧，王浩最近身體似乎出現了問題，每當行房事時，總感到自己不行，剛開始刺激時間長了，還繼續可以進行，可後來情況越來越嚴重，必須用藥物刺激才可以行房事。於是，他偷偷去醫院做了檢查，被告知自己患上了「陽痿」。

當時，王浩心裡默念著「報應」，這都是自己不珍惜身體的結果。王浩又害怕又沮喪，彷彿天要塌了，一時間人消沉了許多，變得不愛笑，不愛與人交往，冷漠了許多。王浩的妻子看著他這樣，心裡也不好受，畢竟他還是自己的丈夫，於是一邊給丈夫做心理疏導，一邊四處打聽有沒有治療陽痿的好辦法。當然，為了王浩的面子著想，妻子的行動都很低調。

後來，經朋友介紹來到了我的診所。我看了王浩的檢查結果後，告訴他，陽痿多由房事勞損、肝腎不足、命門火衰引起，只要在激發補腎壯陽功能的基礎上，益氣養血，疏肝理氣，活血化瘀，從而能促進垂體—腎上腺—生殖腺的激素分泌，增強性功能活動，達到治療目的。

我給他推薦幾款流傳至今的「壯陽飲」。

具體作法：

❶巴戟牛膝酒：巴戟天、懷牛膝各150克，米酒1500CC。先將巴戟天、懷牛膝用清水洗淨，然後隔水蒸上30分鐘，取出風乾，再放入瓶內；注入米酒1500CC，浸泡7日，即可取出飲用。此酒可壯陽補氣，適用於腎虛引起的陽痿、雙腳軟弱無力等症。

❷佛手梔子飲：佛手50克，梔子30克。先將佛手洗淨，切成片，梔子洗淨。同置鍋中，加清水500CC，急火煮開3分鐘，改小火煮30分鐘，濾渣取汁，分次飲用。此品可疏肝解鬱，調暢氣機。適用於肝鬱不紓型陽痿。

最後，還要對王浩說幾句，好不容易換來成功，好不容易才修得的共枕眠要多多的珍惜，別因為自己的縱樂而把自己抽乾了。美女人人都喜歡，你去觀察那些女性朋友，事實上，很多女性朋友也在悄悄地看走過她們身旁的一些高挑、時尚、可愛的美女，何況男人乎？儘管不能用聖人的標準來自我要求，但修身養性，做到「好色而不淫」，或許是我們生活中更為實際可行的標準。

王浩回家後，他妻子按照我說的方法泡了藥酒，平時以佛手梔子飲代茶飲用，一段時間後，他的身體逐漸感覺強壯起來了，臉上紅潤，身體也感覺有勁了。而且為了避免自己還像以前那樣縱樂，還斷絕了幾個生意場上的朋友，遇到談生意時，總是去高檔的茶館，這樣既能談生意，還可以修身養性。改過自新的他，讓妻子心頭一陣暖，現在夫妻生活可以說是真正的魚水之歡，幸福滿滿。

❀老中醫推薦方❀

增效食療方

🍲 泥鰍酸棗仁湯

【具體作法】泥鰍、酸棗仁各50克。泥鰍活殺，去內臟，洗淨，切段；酸棗仁洗淨。同置鍋中，加清水500CC，加薑、蔥、黃酒，大火煮沸3分鐘，去浮沫，改小火煮15分鐘，分次食用。

【功效】補益心脾。適用於心脾兩虛型陽痿。

枸杞燉羊肉

【具體作法】羊肉1000克，枸杞20克。整塊羊肉放入開水鍋內煮透，撈出用冷水洗淨，切成3公分長的方塊；鍋熱後放羊肉塊，用薑片煸炒，烹入料理酒熗鍋，炒透後一起倒入砂鍋內，放入枸杞以及蔥、鹽等作料，鍋開後加蓋，用小火燉，至羊肉熟爛為好。

【功效】益精補腎，壯陽強身。適用於陽痿、早洩等症。

海參炒黃魚片

【具體作法】海參30克，黃魚1條。海參發好，黃魚去內雜洗淨切片，同炒，加酒、薑、鹽調味服用。

【功效】補脾腎，填精壯陽。海參補腎益精，黃魚又名石首魚，益氣填精。兩者合用，適用於腎陽不足型陽痿。

增效經穴方

【具體操作】

❶按揉太陽穴30～50次，順時針旋轉。

❷按揉百會、印堂、四神聰、安眠穴各50～100次。

❸按揉首面穴、腎穴各50～100次。

❹交替推印堂穴至首面穴30～50次。

❺按揉或拿捏風池穴10～20次。

❻用拇指直推橋弓穴，先左後右，每側10次。

❼指揉內生殖器穴5分鐘，頻率每分鐘90次，力道以偏重為主。

❽彈外生殖器穴5分鐘，酌情用力，頻率每分鐘120次，以局部微痛為準。

❾棒推腎、腎上腺、睪丸各3分鐘，頻率每分鐘75次，力道輕緩柔和。

❿揉捏耳輪部5分鐘，頻率每分鐘90次，力道要輕柔。

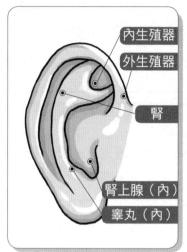

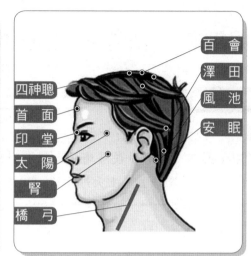

【功效】填精壯陽，補腎強身。適用於陽痿、早洩等症的治療。

遠離遺精，茯苓、低鈉鹽除難言之隱

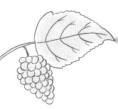

患者小檔案

症狀：遺精，精液自行泄出。

實用小偏方：❶取白茯苓適量，搗爛研末，熔黃蠟為丸吞服。❷取鹽500克（塊鹽最好），上火炒熱後，用布包裹，熱敷臍部。

常先生42歲，是一家汽修廠的廠長。一天，他坐到我的面前時，面露愁容，他說自己快成廢人了，我心裡暗想，感覺他的心病大概比他的身體疾病要嚴重得多。後來，聽常先生說，結婚3年了，每週一次的性生活，雖然偏少，但也屬正常。但問題是他有非常嚴重的遺精問題，就是平常不是做夢，卻在自己不知道的情況下就遺精了，而且非常頻繁，幾乎兩天就有一次遺精。為治這個病他吃了好多中藥，比如，金鎖固精丸之類的，都沒有效果。他還特別提及，經常感覺腰痠，而且是右側。

我問他，有沒有嘗試過心理治療方式，他說一來平時工作很忙，抽不出時間，二來現在人也到中年，他完全不習慣對陌生人講出自己的私事，所以心裡有些排斥。我又問，那你為什麼想到我這裡來看了？他告訴我，是他一位非常要好的老友，特意打電話告訴他的，於是抱著一絲希望來了。

很多人弄不清楚什麼是遺精，這裡先解釋一下。遺精是指不因性交而精液自行泄出的現象。通常情況下，年輕人半月1次，中年人一月1次，這是生理上常有的現象，完全沒必要憂心忡忡。因為精液的組成雖然複雜，但它的主要成分是水、蛋白質和一些糖分，而且，蛋白質、糖分佔的比例很小，不能說它是病。若一星期精液自遺現象達數次之多，即為「遺精」或「失精」。長時間的滑精對身體有害，可導致頭昏腦脹、腰痠腿軟、心慌氣短、精神委靡、體倦乏力等症狀。

我們都知道，肝腎同源。男科病的治療關鍵在於其肝腎功能。常先生

經常右腰痠困，意味著他的腎陰不足，也從一個側面證明他因為經常遺精，造成腎陰的過度損耗。我叫他常食古方「威喜丸」，它是用於「治丈夫元陽虛憊，腎氣不固，夢寐頻泄」之證。

　　具體作法：白茯苓一味，搗爛研末，熔黃蠟為丸吞服。白茯苓能補腎，性平，味甘淡，凡遺精之人，無論虛實，皆宜食用。還有一種炒鹽敷臍法，簡便易行：取鹽500克（塊鹽最好），上火炒熱後，用布包裹，熱敷臍部。可治腎陽不足、腎氣虧虛等導致的遺精。需要注意的是，一旦發現局部發癢、發紅，起皮疹等現象，應立即停止使用此法。

∽老中醫推薦方∽

增效食療方

白果蓮子粥
【具體作法】白果10枚，蓮子50克。蓮子加水煮熟，加入炒熟白果（去殼）共煮粥，加白糖調味食用。
【功效】補腎固精。白果補腎收澀，蓮子補腎固精，且能清心安神。兩者味甘性平，常作晚餐，有益腎固精作用。

金櫻鯽魚湯
【具體作法】金櫻子30克，鯽魚250克，香油、低鈉鹽各適量。鯽魚去鱗、內臟，洗淨，加金櫻子及適量水燉湯，香油、低鈉鹽調味即成。
【功效】補腎固精，利尿消腫。適用於男子腎氣不固而致遺精、滑精等。

蟲草燉甲魚
【具體作法】冬蟲夏草10克，甲魚1隻，紅棗適量。將宰好的甲魚切成3～4塊，放入鍋內煮一下撈出，割開四肢，剝去皮、油洗淨。蟲草用溫水洗淨。紅棗開水泡漲。甲魚放在湯碗中，上放蟲草、紅棗，加料理酒、鹽、蔥段、薑片、蒜瓣，上蒸籠蒸，熟後食用。

【功效】有溫陽益氣、滋陰固腎作用。用於治腎虛陽痿、遺精。

增效經穴方

【具體操作】

❶用雙手拇指橈側緣交替推印堂至神庭30次。

❷用雙手拇指螺紋面分推攢竹，至兩側太陽穴30次。

❸用拇指螺紋面按揉百會、強間、印堂、四神聰、百勞、安眠各100次。

❹按揉心穴、腎穴各30次。

❺用拇指螺紋面向下直推橋弓，先左後右，每側10～20次。

❻按揉或拿捏風池穴10～20次，以局部產生輕微的痠脹感為宜。

❼用雙手拇指螺紋面從前額正中線抹向兩側，在太陽穴處按揉3～5次，再推向耳後，並順勢向下推至頸部。連做3遍。

❽指振心穴3分鐘，頻率每分鐘60次，力道適中。

❾棒揉內分泌穴6分鐘，頻率每分鐘90次，力道輕柔。

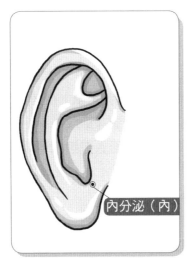

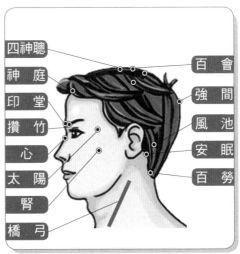

【功效】溫陽益氣，補腎固精。有助於遺精的治療。

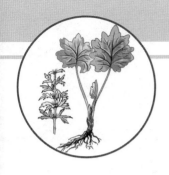

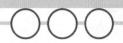

| 第六章 |

【筋骨袪病】小偏方

中老年朋友如果患上筋骨上的毛病，那肯定煩惱不堪，如關節炎、風濕症、頸椎痠痛等，也會讓您整天憂心忡忡，擔心自己是不是患上了重大疾病。因此，建議中老年朋友不妨學習一些伸展肌肉、暢通氣血、止痛的小偏方，讓您晚年生活更加快樂無憂。

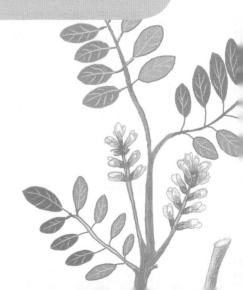

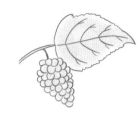

紮綁腿，消除下肢靜脈曲張

患者小檔案

> 症狀：下肢靜脈曲張引起的腿部痠、脹、麻、重等不適。
> 實用小偏方：使用綁腿，自足部向上纏裹整個小腿。

　　小麗是我大學的同學，畢業後她留校，多年沒見，昨天她突然打來電話找我。她說她媽媽最近腿上的靜脈曲張症狀越來越嚴重了，每天走不了遠路，只要走路時間久一些，兩小腿就會又痠又脹又麻，沉重得像拖了塊大石頭。我問她是怎麼回事？她告訴我，她媽媽年輕時是售貨員，每天都要站10個小時，腳痛腿痛不說，腿上的血管青筋就往外鼓，但當時因為供她上學，也就沒管，到年紀大了，腿痛開始加劇，才想著去醫院檢查。醫生說那是下肢靜脈曲張，而且情況比較嚴重了，需要做手術才能治好，但她媽媽年紀大了，不願意再受那個罪，於是就一拖再拖，一直沒管它。直到去年，她媽媽的病情加重了，這才著急起來。後來，從同學口中得知我開了診所，而且知道很多偏方，就給我打電話。

　　當時，因為不知道她媽媽病情的實際情況，於是便建議她帶媽媽來我診所看病。沒過幾天，她帶著她媽媽來到診所。大致瞭解了她媽媽的病情後，我檢查了患者的腰部，發現患者完全沒有壓痛，不像是腰椎有問題；再摸了一下她的雙腳腳背，溫度很正常；最後，我讓患者把褲腳捲起來，檢查她的小腿，只見她兩側小腿的皮膚下，可以清楚地看到膨大的皮下血管。

　　下肢靜脈曲張的成因是由於下肢靜脈裡的血液回流不暢，滯留在下肢的靜脈血管裡，撐大了血管。至於為什麼走一段路之後容易出現症狀，是因為走路的時候會消耗很多能量，下肢動脈就會運送大量血液來供應能量，動脈的血流過來了，而靜脈回流不暢，就產生明顯的血瘀。但只要患者適當休息，靜脈的血流回流完畢，局部的瘀血解除，症狀就會有所減

輕。

那麼，為什麼下肢靜脈會回流不暢呢？這是因為靜脈裡的「靜脈瓣」老化了。靜脈隔一段距離就有一個靜脈瓣，它像房門一樣，只能向一個方向打開，即向血液回心臟的方向打開。血液向心臟回流，衝擊力會把靜脈瓣推開，等血流進了靜脈瓣，衝擊力減弱了，靜脈瓣就會關閉，使血液無法倒流。而靜脈曲張時，原先只向心臟方向打開的靜脈瓣老化、鬆弛、關不緊了，血液就會發生倒流，結果就淤積於腿部，無法流回心臟，患者自然就會覺得腿部痠、麻、脹、痛了。

聽了我的解釋，小麗和她媽媽終於明白了，然後問我該如何治療，我告訴她們最有效的方法還是做手術，但如果真的不想做手術的話，也有一個辦法能逐漸減輕症狀，就是打綁腿。

具體作法：將作醫用的彈力繃帶或一般的布條，從腳踝處開始，一圈一圈地往上綁，一直綁滿整個小腿。這個方法幾乎不花錢，而且很有效，只要把腿綁好，患者就算走上很遠也不會覺得痠、脹、麻、痛了。綁的時候有個竅門，就是踝部附近的部分要綁緊些，再往上就不用綁那麼緊。如果踝部的綁腿緊度是100，在小腿中間的部分就降至70～80，而到了膝蓋附近緊度只需要50～60就可以了。這是因為腳踝部的血液要回流，克服的重力作用最大，所以要綁得最緊；越往上，重力作用越小，所以可以綁鬆些。而且下面綁得緊，上面綁得鬆，這兩者的壓力差也有利於血液往上面回流。

紮綁腿可擠壓靜脈的血液，促進血液回流，疏通血管，減輕靜脈曲張給患者帶來的痛楚。但是這只是一種「治標不治本」的方法，因為即使天天綁著腿，也不可能修復老化的血管靜脈瓣，所以它的「病根」是治不了的，但如果用這樣方法來預防、緩解下肢靜脈曲張是一種非常有效的方法。但要想徹底治好下肢靜脈曲張，還是要透過手術。

聽我講完，小麗的媽媽說先試試紮綁腿這個方法吧，要是情況依舊，再考慮手術的事。後來，小麗告訴我，在她的一再勸說下，她媽媽同意做手術了，手術後，恢復得很好，但醫生建議可以持續紮綁腿，防治病症再次復發。

溫馨提醒

　　從事站立久的職業，如護士、餐廳服務員、櫃檯小姐、售貨員、超市收銀員等，都屬於下肢靜脈曲張易發人群，因此，建議從事這些行業的朋友，上班時間可穿戴分段壓力型彈力襪，來預防疾病的發生。

∞老中醫推薦方∞

增效食療方

金橘根燉豬肚

【具體作法】金橘根30克，豬肚100～150克，低鈉鹽適量。將豬肚洗淨，切塊，與金橘根一同放入砂鍋中，加水4碗燉至1碗半，以低鈉鹽少許調味，飲湯食肉。

【功效】紓肝理氣，活血化瘀。適用於肝氣鬱滯型精索靜脈曲張。

黃耆桃仁小茴燉墨魚

【具體作法】黃耆20克，桃仁10克，小茴香6克，墨魚1條。將墨魚洗淨、切塊，用紗布將黃耆、桃仁、小茴香包裹成藥包，與墨魚一同放入砂鍋中，加水燉湯，約1小時後，即可調味飲湯食墨魚。

【功效】活血化瘀，舒筋活絡。適用於瘀阻脈絡型精索靜脈曲張。

升麻茴香燉大腸

【具體作法】升麻10克，黑芝麻60克，小茴香10克，豬大腸一段（約30公分，洗淨）。入上三藥於豬大腸內，兩頭紮緊，加清水適量煮熟，去小茴香、升麻及芝麻，調味後飲湯吃豬大腸。有便祕者，可連黑芝麻食用。

【功效】補氣養血，活血化瘀。適用於氣虛血滯型精索靜脈曲張。

增效足浴方

五加皮細辛足浴方

【具體操作】五加皮30克，絡石藤、雞血藤各50克，伸筋草20克，細辛10克。將上藥同放入鍋中，加水適量，煎煮30分鐘，去渣取汁，倒入泡足桶，先薰蒸，後泡足30分鐘。每晚1次，20天為1個療程。

【功效】活血袪風，化瘀通絡。主治各類下肢靜脈曲張。

蘇木牛膝足浴方

【具體操作】蘇木、川牛膝各40克，川椒、松節各20克。將上藥加清水適量，煎煮30分鐘，去渣取汁，與2000CC開水一起倒入盆中，先薰蒸，待溫度適宜時泡洗雙腳，每天早晚各1次，每次薰泡40分鐘，20天為1療程。

【功效】活血袪風，溫經散寒。適用於下肢靜脈曲張。

川芎血竭足浴方

【具體操作】川芎30克，血竭10克，乳香、沒藥各15克。將以上藥物同入鍋中，加水適量，煎煮30分鐘，去渣取汁，倒入泡足桶中。先薰蒸，後泡足30分鐘。每晚1次，20天為1個療程。

【功效】活血化瘀，通絡消腫。主治下肢靜脈曲張。

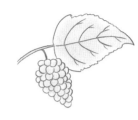

芍藥甘草茶，治療抽筋有神效

患者小檔案

症狀：抽筋，伴有膠體劇烈疼痛，疼痛後出現痠脹感。

實用小偏方：❶伸直腿，讓腳尖回勾，指向自己，能有效緩解抽筋。
❷白芍20克，甘草10克，或用開水沖泡，或用溫火煮，代茶頻飲。此方對多種急性痛症，尤其是平滑肌痙攣引起的疼痛，有很好的效果。

　　牛伯伯是社區委員會的委員，一天，他來診所找我，問我老年人抽筋是不是缺鈣，我告訴他不一定，然後反問了一句：「您的腿常抽筋嗎？」牛伯伯皺著眉說：「別看我年紀大了，筋骨可好著呢，我從沒抽筋過，就是最近總有老朋友來問『抽筋了，該怎麼辦』，我是社區的委員，想幫幫住戶，找點治療抽筋的好辦法，順便做做宣傳。」我這才明白牛伯伯的想法，於是，便回應道：「您真是熱心，我就幫你做好這個宣導，您看怎麼樣？」牛伯伯來了精神，聽我細細地說起來。

　　其實，抽筋的原因不只是缺鈣，急劇運動或工作疲勞或脛部劇烈扭撐，睡眠時蓋的被子過薄或腿腳露到被外等都會引起抽筋。從中醫的角度來說，脾主肌肉，肝主筋脈，急性疼痛症（非器質性）、抽搐痙攣預示著肌肉和筋脈出了問題。

　　牛伯伯問：「那抽筋時，該如何快速止痛呢？」我告訴他，只要「反其道而行之」，即朝其作用力相反的方向扳腳趾並持續1～2分鐘以上，即可有效緩解抽筋。

　　具體來說，如果是小腿後面的肌肉抽筋，可一方面扳腳使腳板翹起，一方面儘量伸直膝關節；當小腿前面的肌肉抽筋時，可壓住腳板並用力扳屈腳趾。

　　還有一則偏方，叫作芍藥甘草湯，治療抽筋很不錯。

　　具體作法：白芍20克，甘草10克，或用開水沖泡，或用溫火煮，代茶

頻飲。白芍味酸，養陰柔肝，調和營衛；甘草味甘，緩急止痛，且能補虛。酸甘化陰以養肝，肝得柔養，氣急則平，因此能解痙止痛。經臨床證明，此方對多種急性痛症，尤其是平滑肌痙攣引起的疼痛，有很好的效果。

不過需要注意的是，這裡說的白芍、甘草一定要是生白芍、生甘草，不要炙過的，炙過的藥性就變了。一般生白芍切片質地堅實，皮色光潔，斷面粉白色，粉性足；生甘草切片表面為紅棕色或灰棕色，有顯著的縱皺紋，質堅實，斷面略顯纖維性，黃白色，粉性，形成層環明顯。購買的時候，需仔細辨認。

牛伯伯聽後，略有所感地頻頻點頭，並說道：「我這就回去做一份宣傳海報，給大家好好做做宣傳。這也是造福大眾嘛！」

❧老中醫推薦方☙

增效食療方

🥢 銀芽肉絲春捲

【具體作法】綠豆芽200克，豬肉300克，水發粉絲100克，春捲麵皮500克，水澱粉、鮮湯、香油、植物油、低鈉鹽各適量。綠豆芽放入水鍋中汆燙後撈出，投涼瀝水，粉絲切段備用。炒鍋點火，倒油燒至七分熱，下肉絲煸炒至肉絲變色時放入粉絲同炒片刻，隨即加少量低鈉鹽及鮮湯，用水澱粉勾芡，盛入盆內，然後加入綠豆芽和餘下的低鈉鹽、香油，拌勻成餡。將肉餡放入春捲麵皮中包成春捲，下入油鍋中炸成金黃色，裝盤即可。

【功效】補鈣補鐵，補充優質蛋白。

🥢 牛肉末炒芹菜

【具體作法】牛肉50克，芹菜200克，醬油5CC，澱粉10克，料理酒2.5CC，蔥、薑各2.5克，植物油15CC，低鈉鹽適量。將牛肉去筋膜洗淨，

切碎，用醬油、澱粉、料理酒調汁拌好；將芹菜理好，洗淨切碎，用開水燙過，蔥去皮洗淨切蔥花，薑洗淨切末。鍋置火上，放油燒熱，先下蔥、薑煸炒，再下牛肉末，用大火快炒，取出待用。鍋中留餘油燒熱，下芹菜快炒，加低鈉鹽炒勻，然後放入炒過的牛肉末，再用大火快炒並加入剩餘的醬油和料理酒攪拌幾下即成。

【功效】芹菜含鈣豐富，搭配牛肉具有益氣補血、強筋健骨的作用，常食可增加鈣、磷、鐵的補充，防治小腿抽筋。

茄汁墨魚花

【具體作法】墨魚500克，瘦豬肉200克，番茄醬50克，料理酒、蔥段、水澱粉、植物油、肉湯、低鈉鹽、白糖各適量。墨魚去板取肉撕去外皮，洗淨，剞花刀，再切成5公分長、3.5公分寬的塊，入沸水中汆燙一下撈出，瘦豬肉切大片。鍋置火上，倒油燒熱，下蔥段煸香，下豬肉片略炒出油，烹入料理酒，加入番茄醬、肉湯炒勻，放入墨魚花，加低鈉鹽、白糖，然後用水澱粉勾芡，出鍋裝盤即可。

【功效】補鐵補鈣，養血強身。

墨魚

增效經穴方

【具體操作】

❶取穴：小腸俞、膀胱俞、足三里、殷門、委中、承筋、承山、湧泉。

❷按壓小腸俞、膀胱俞各50次，力道稍重，以脹痛為限。

❸點揉殷門、委中、承筋、承山、足三里各30～50次，力道以4為限。

❹搓揉湧泉100次，力道稍重，以有氣感為佳。

【功效】紓經活絡，養陰柔肝，解痙止痛。

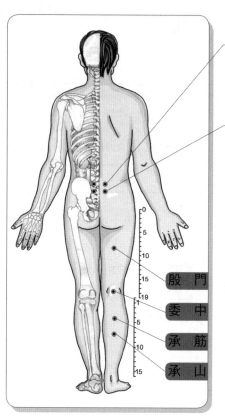

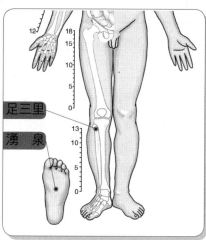

❶ 小腸俞穴　在骶部，當骶正中脊旁1.5寸，平第1骶後孔。

❷ 膀胱俞穴　在骶部，當骶正中脊旁1.5寸，平第2骶後孔。

殷　門　　足三里

委　中　　湧　泉

承　筋

承　山

風濕性關節炎，生薑大蔥助保暖

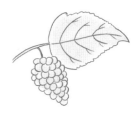

◠◡ **患者小檔案**

症狀：風濕性關節炎。

實用小偏方：取鮮生薑、鮮蔥白，按1：3的比例配用，混合搗爛如泥，敷在患處，每48小時更換一次。

前一段時間，媽媽在社區公園散步的時候，在樓下碰見社區裡的程媽媽，她與我媽媽同歲，53歲，但穿得很厚，媽媽看見她，就上前問了一句：「怎麼穿這麼厚，你已經準備過冬天了啊？」程媽媽煩惱地說，昨晚不是下雨了嘛，她風濕性關節炎的老毛病又犯了，左腿膝關節疼了一夜，看今天天好，太陽也大，於是便想著下來曬曬，暖和些。媽媽一聽心裡十分同情她，就邀請程媽媽去我診所看看，還陪著來了。程媽媽告訴我，以前她也經常採取泡腳、理療之類的方法治療這關節炎，剛開始還有用，一、兩次之後，腿的疼痛就能緩解，但現在卻不行了。尤其是最近幾天下雨時，她的腿、臀部關節會又麻又癢的，還有點水腫，而且一點點冷都受不了，有時一碰冷水，手關節會不停地抖動。聽了程媽媽的敘述，我想她的關節應該是出現炎症了。

既然是炎症，就要儘快消腫止痛，我告訴了程媽媽一個值得試試的方法：取鮮生薑、鮮蔥白，按1：3的比例配用，混合搗爛如泥，敷在患處，每48小時更換一次。生薑味辛性溫，能發散風寒，化痰止咳，還能溫中止嘔，解毒，刺激微血管的感官，加快血液循環，帶走血液中新陳代謝的垃圾，對於風濕性關節炎有很大的輔助療效。

此外，一些古方藥酒對風濕性關節炎也有不錯的治療效果。在此為大家介紹兩種：

具體作法：

❶茄子根酒：茄子根90克，米酒500CC，將茄子根浸酒中，密封7天後

即可飲用。每次25CC，1日2次。益氣通絡，疏風散寒，去痛消腫，緩解風濕性關節炎。

❷石菖蒲酒：石菖蒲200克，米酒1000CC。將石菖蒲裝入布袋，置於容器中，加入60度左右的米酒密封，半個月後啟用。每天早、晚飲用2～3小杯，1000CC藥酒可飲1個月。溫暖腰膝，去痛消腫，祛風散寒，疏通經絡，緩解風濕性關節炎。

古人常說：「寒多自下而生」，這與現代醫學所認為的人體下部血液循環較上部為差，易受寒冷侵襲的觀點相吻合。因此，要預防風濕性關節炎，就要適時增添衣物，特別注意下半身保暖。

ஐ老中醫推薦方ଓ

增效食療方

ꗸ/ 三七地黃湯
【具體作法】生地黃30克，三七12克，紅棗4枚，瘦豬肉300克。將三七打碎，與生地黃、紅棗、瘦豬肉入砂鍋，加適量水，大火煮沸後，再改為小火，煮至肉爛，然後放適量低鈉鹽調味。飲湯吃肉，隔天1次。
【功效】活血化瘀，消腫止痛。治療風濕性關節炎。

ꗸ/ 松葉當歸酒
【具體作法】新松葉1000克，當歸150克，米酒1000CC。將松葉洗淨切碎濾乾，與當歸一起裝入容器中，加入米酒密封，40天後即可啟封，隨量飲用。
【功效】散風，活血，驅寒。適用於風濕性關節炎。症見關節疼痛，肢體不遂。

增效經穴方

【具體操作】

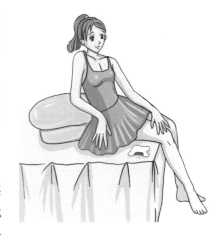

充分曝露痠痛部位，在皮膚上均勻塗上扶他林軟膏（雙氯芬酸）。用手握著刮痧板，開始用厚的一面，手法宜輕、慢，待適應後，改用薄的一面，手法可漸加重、加快，使刮痧部位產生熱感。刮拭方法宜單向、循經，遇痛點、穴位時多刮，以出痧為準。

注意事項：刮痧（出痧）時，應避寒冷，尤其在冬季應注意保暖；夏季刮痧時，應迴避風扇直接吹向刮痧部位；刮痧出痧後30分鐘內忌洗涼水澡。

【功效】活血通絡，消腫止痛，祛濕散寒。

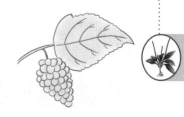

鹽水泡腳，讓你的腿不怕水腫

患者小檔案

症狀：腳痠痛、水腫，站立、行走時，腳痛加劇。

實用小偏方：用臉盆裝大半盆熱水，加鹽4～5湯匙，充分攪拌後，把雙腳泡到熱水中，直至滿到腳踝處。每次要熱泡3～5分鐘，如此反覆使用數次。

趙大姐是一位超市收銀員，以前年輕沒感覺，現在畢竟上了年紀，站時間長了，腳就腫了，有時連鞋都不容易穿進去，弄得她只好忍著痛，穿上稍微寬大一些的布鞋去上班。可是這幾天，腳痛的症狀加重了，上班站不到半小時就站不住了，忍著痛還直冒冷汗。一位好心的同事看見了，教給她一個簡單的方法，就是雙腳痠痛、腫脹時，回家後，把腳放在鹽水裡浸泡。

具體作法：用臉盆裝大半盆熱水，加鹽4～5湯匙，充分攪拌後，把雙腳泡到熱水中，直至沒到腳踝處。每次要熱泡3～5分鐘，如此反覆使用數次。開始趙大姐還不信這樣做有用，但回家後還是試用了一下，結果，泡腳後，腳還真有輕鬆的感覺。於是，便打電話問，這是怎麼回事？同事說，我也是聽一個老中醫說的，同事介紹她來我診所看看，說我這裡的偏方挺有效的。

一般來說，人體水分通常是汗泄與尿排出，少量會從呼吸及大便中排泄出來。如果攝取過多的水分而又未能及時排泄出來，人體所積存的多餘水分就會因為站太久而積存到腳部，從而致使腳部疲勞、痠痛。那些有低血壓症，或身體循環系統器官不好的人更容易積存。

用濃鹽水浸泡雙腳，以消除腳部水毒，水毒一消除，即可緩解。當然，在高溫環境工作、大熱天勞動的人，或運動員要另當別論；而一般的家庭主婦，以及上班族，僅由飲食時所攝取的水分就已足夠，無需喝太多

的水。

❀老中醫推薦方❀

增效食療方

🥢 雞血藤根湯
【具體作法】雞血藤根50克，紅糖100克。煎服，連服3～4天。
【功效】消除水腫，緩解腳痛症狀。

🥢 冬瓜鯉魚湯
【具體作法】冬瓜1000克，鯉魚1條（重250克）。不加鹽煮服。喝湯吃魚。也可單用冬瓜子15～30克，水煎服。
【功效】利尿消腫，緩解腳痛症狀。

🥢 紅豆冬瓜湯
【具體作法】小紅豆150克，冬瓜250克。共煎湯，常服有效。
【功效】利尿解毒，消除水腫，緩解腳痛症狀。

增效足浴方

🥢 麻黃防己足浴方
【具體操作】麻黃20克，防己15克，車前草30克，玉米鬚100克，冰片2克。將以上前4味藥入鍋，加水煎煮30分鐘，去渣取汁，調入研成細粉的冰片，與3000CC開水一同倒入泡足桶中，先薰蒸，後泡足30～40分鐘。每晚1次，7天為1個療程。
【功效】疏風發表，滲濕利水，消除水腫，緩解腳痛。

🥢 車前子生薑片足浴方

【具體操作】車前子50克，生薑3片。將車前子、生薑入鍋，加水煎煮30分鐘，去渣取汁，與3000CC開水及米酒一同倒入泡足桶中。先薰蒸，後泡足30～40分鐘。每晚1次。7天為1個療程。

【功效】車前子利尿排水、滲濕消腫，生薑助發汗、散寒解表，促進血液循環，緩解腳痛症狀。

桂枝二苓足浴方

【具體操作】桂枝、乾薑各30克，豬苓、茯苓各20克，制附子、澤瀉各15克。將以上6味藥入鍋，加水煎煮30分鐘，去渣取汁，與3000CC開水一同倒入泡足桶中。先薰蒸，後泡足30～40分鐘。每晚1次，7天為1療程。

【功效】健脾利濕，通陽利水。主治下肢水腫，緩解腳腫、腳痛症狀。

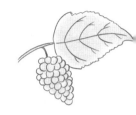

精油沐浴，治療腰椎間盤突出

患者小檔案

症狀：腰椎間盤突出，腰痛難忍，心煩失眠。

實用小偏方：在水中滴入洋甘菊精油3滴、薰衣草精油3滴、薄荷精油2滴。水量以沒過胃部為宜，水溫以26～34℃為宜，然後將身體慢慢浸入浴缸中，沐浴20分鐘。

陳先生近來總是覺得腰疼，剛開始並未在意，可時間長了，晚上覺也睡不好，躺在床上翻來覆去，側臥、仰臥、平躺，擺出任何一種姿勢還是會覺得疼，有時不得不靠止疼片來減輕疼痛感。更痛苦的是，腰疼已經慢慢開始影響到他早晨遛鳥了，陳先生沒別的嗜好，就是喜歡一大早去遛遛，順便把自己喜歡的八哥也帶出去。但腰好像真的不中用了，這幾天根本走不動，有時坐沙發上看電視，腰還會感覺有小蛇在爬，坐的時間久了還有麻木感，陳先生心裡有點擔心，心想：「自己不會患上了什麼可怕的病了吧？」於是，趕緊打電話把兒子從公司叫回來，兒子一聽也急了，趕緊去了醫院，又是掛號、照X光、身體檢查，折騰了一星期，這才有了結果，陳先生患上了腰椎間盤突出症。

腰椎間盤突出症是由於腰部肌肉一直保持收縮狀態，造成局部血液循環不暢，代謝產物沉積，刺激局部神經而產生痛感。

中醫認為，感受風寒濕邪是誘發腰椎病的一個因素，故腰椎病患者應忌食寒涼之物。少食肉及脂肪較高的食物，因其易引起大便乾燥，排便用力可導致病情加重。還要避免食用杏仁、蘆筍、腰果、大黃和菠菜，因為這些食物含有草酸，抑制鈣吸收。還要避免食用含磷的飲料和食物以及酵母產品。

現代醫學研究認為，局部血液循環改善，會加快局部的新陳代謝，排走那些產生疼痛的物質，從而達到迅速止痛、舒緩疼痛的效果。而精油泡

澡是一種溫和的舒緩疼痛的方式，對於腰椎疼痛也有一定程度的幫助。

具體作法：在水中滴入洋甘菊精油3滴、薰衣草精油3滴、薄荷精油2滴。水量以沒過胃部為宜，水溫以26～34℃為宜，然後將身體慢慢浸入浴缸中，安靜地享受20分鐘，不僅身體內部得到了熱療，緩解腰椎疼痛，還能緩解身體與情緒上的緊張，微微的發汗還可以排出毛孔裡的堵塞物，產生保健效果。

此外，紅花油、冬青油（水楊酸甲酯）等，可直接塗於患者相應部位，可配合用手反覆摩擦，以加強其作用。此外，可利用內服湯劑煎過的藥渣，用布包裹後置於患處進行濕熱敷，效果很好，但應注意防止燙傷。亦可將生草烏、生川烏、馬錢子、紅花、樟腦、乳香、沒藥、獨活、田七、牡蠣、透骨草等量研末，用75%酒精調敷於患處，使用時可先施0.2克麝香於表層，一般每次可持續治療2個小時左右，止痛效果非常明顯。

🔊 老中醫推薦方 📢

增效食療方

🥣 杭芍桃仁粥
【具體作法】杭白芍20克，桃仁15克，白米60克。將杭白芍用水煎熬，取液500CC，再把桃仁洗淨，搗爛如泥，加水研汁去渣，兩汁液同白米煮熟。早晚各服1次。
【功效】活血，養血，通絡。治療氣滯血瘀型腰腿疼。

🥣 茴香煨豬腰
【具體作法】茴香15克，豬腰1副。將豬腰對半切開，剔去筋膜，然後與茴香共置鍋內加水煨熟。趁熱吃豬腰，用黃酒送服。
【功效】溫經散寒，活血定痛。治療腎虛導致的腰椎病。

🥣 鹿茸燉甲魚

【具體作法】甲魚250克，鹿茸片1克，香菜、蔥段、薑片、花椒、料理酒、雞精粉、醬油、白糖、豬油、雞湯及濕澱粉等各適量。將甲魚殺死洗淨，用醬油浸泡入味，待炒鍋內油熱後，將甲魚炸成金黃色，然後置於碗中，加入蔥段、薑片、花椒調成的調味油，以及料理酒、雞精粉、醬油、白糖、鹿茸片、雞湯，然後將碗上屜蒸熟，用濕澱粉勾芡，撒上香菜，裝盤即成。佐餐食用。

【功效】溫補腎陽，滋陰益氣。主治陰寒內盛、氣血凝滯型腰椎病症。

增效經穴方

【具體操作】

取穴：至陽、關元俞、夾脊穴。

配穴：陽陵泉、崑崙穴。

❶手持懸灸灸法：手持陳年純艾條施灸，單點溫和灸：至陽、關元俞。每處穴位依次進行迴旋、雀啄、往返、溫和灸四步法施灸操作：先行迴旋灸2分鐘溫熱局部氣血，繼以雀啄灸1分鐘加強敏化，循經往返灸2分鐘激發經氣，再施以溫和灸發動感傳，開通經絡。

❷純銅溫和灸罐溫和灸法：用溫和灸罐溫和灸足三里、崑崙、阿是穴。

【功效】溫經散寒，活血定痛。

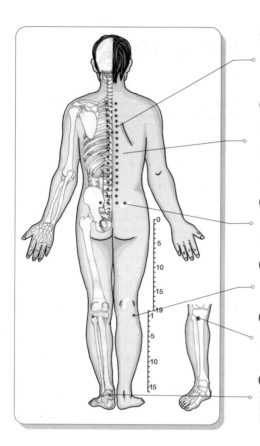

❶ 至陽穴　在背部，當後正中線上，第7胸椎棘突下凹陷中。

❷ 夾脊穴　位於背、腰部，當第1胸椎至第6腰椎棘突下兩側，後正中線旁開0.5寸，一側17個穴位。左右兩側共34穴。

❸ 關元俞　在腰部，當第5腰椎棘突下，旁開1.5寸。

❹ 陽陵泉　在小腿外側，當腓骨小頭前下方凹陷處。

❺ 足三里　在小腿前外側，當犢鼻下3寸，距脛骨前緣一橫指（中指）。

❻ 崑崙穴　在足部外踝後方，當外踝尖與跟腱之間的凹陷處。

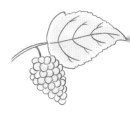

蝦皮豆腐湯，防治骨質疏鬆的佳餚

患者小檔案

症狀：骨質疏鬆，經常腰腿痛、手臂痛。

實用小偏方：蝦皮豆腐湯，具體作法是，蝦皮50克，嫩豆腐200克，蝦皮洗淨後泡發，嫩豆腐切成小塊，將蔥花、薑末、料理酒，油鍋內煸香，加水燒湯，湯沸後，加入蝦皮和嫩豆腐，熬煮至湯濃，加少許雞精粉調味即成。

一天，一位婆婆一進診所的門便對我說：「醫生，我經常腰腿痛、手臂痛。前陣子去醫院做骨密度測試，醫生說我得了骨質疏鬆症，教我補鈣，可是我吃了鈣片，效果並不好，這該怎麼辦啊？聽說您這裡有很多偏方能治病，能給我個藥方嗎？」我笑笑說：「婆婆，您貴姓啊？」婆婆說，她姓王，家在鄉下，平時在家忙田裡工作，是抽空來檢查身體。人快55歲了，身體沒別的毛病，就是經常腰腿痛、手臂痛。我拿過王婆婆手中的檢查表，看了看，又幫王婆婆號了脈，面浮肢腫，舌淡胖嫩，脈遲細無力，有些氣虛症狀，脾胃功能差。於是，我推薦婆婆常吃蝦皮豆腐湯。

具體作法：蝦皮50克，嫩豆腐200克，蝦皮洗淨後泡發，嫩豆腐切成小塊，將蔥花、薑末、料理酒，油鍋內煸香，加水燒湯，湯沸後，加入蝦皮和嫩豆腐，熬煮至湯濃，加少許雞精粉調味即成。蝦皮、豆腐都富含鈣質，而且較容易被腸胃吸收，做成湯後，更適合中老年人食用。

我還讓王婆婆在服用鈣劑時，常吃一些富含維生素D的食物，如海魚、動物肝臟、蛋黃和瘦肉、脫脂牛奶、魚肝油、乳酪、堅果和海產品等來促進腸胃對鈣的吸收。骨質疏鬆症是以骨組織微結構受損，骨礦成分和骨基質等比例不斷減少，骨質變薄，骨脆性增加和骨折危險度升高的一種全身代謝障礙的疾病，但在多數骨質疏鬆中，骨組織的減少主要由於骨質吸收增多引發骨質增生所致。

因此，王婆婆雖然服用了鈣片，但體內維生素D含量少，人體消化、吸收能力差，這樣鈣質就不能很好地被人體合成與吸收，即使吃再多的鈣片，也治不好她的骨質疏鬆症。中醫學認為，骨質疏鬆與腎、脾二臟的關係最為密切，主要因腎精不足、脾胃虛弱，肝氣不足、血瘀、外邪侵襲所致。人類骨量的減少或丟失，從30～40歲就開始了，中老年人丟失的更快。這是因為老年人的副甲狀腺分泌功能常發生改變，當維生素D吸收和活化不足時，會引起副甲狀腺功能亢進，分泌能溶解骨組織的激素也就增多，結果將骨中的鈣質「動員」出來，引起骨鈣丟失，導致骨質疏鬆。同時，這些鈣質在骨關節邊緣等處沉積，引起異位鈣化，發生骨質增生等病症。如果不及時治療，還容易導致駝背、骨質增生、牙痛易出血、關節炎、高血壓、神經痛、早衰、皮膚瘙癢、黑斑、頭皮屑多等不適。

　　中老年人不妨在飲食中，經常食用胡桃、山萸肉、生地、黑芝麻、牛骨等食物，可補腎髓，以起到強壯筋骨，防治骨質疏鬆的目的。

　　此外，為了防止骨量的過度流失及骨結構的破壞，應從青年時期開始進行正確的骨骼保健。年輕時生長旺盛，加上運動機械力對骨骼的刺激，再輔以充分的營養，包括維生素D和鈣的攝入，促進了骨組織發育和骨量積聚，骨峰值隨之提高。這就有了良好的儲備，即使日後骨量隨著年齡增長而自然丟失，也會延緩和減少骨質疏鬆的發生。

∽老中醫推薦方∾

增效食療方

黃豆豬骨湯
【具體作法】鮮豬骨250克，黃豆100克，生薑20克，黃酒200CC，低鈉鹽適量。黃豆提前用水泡6～8小時；將鮮豬骨洗淨，切斷，置於水中燒開，去除血污；然後將豬骨放入沙鍋中，加生薑、黃酒、低鈉鹽，加水1000CC，經煮沸後，用小火煮至骨爛，即可食用。每日1次，每次200CC，每週1劑。

【功效】有效緩解骨骼老化，為骨骼補充鈣質，治療骨質疏鬆。

桑葚牛骨湯

【具體作法】桑葚25克，牛骨250～500克。將桑葚洗淨，加酒、糖少許蒸製。另將牛骨置於鍋中，水煮，開鍋後撇去浮沫，加薑、蔥再煮。見牛骨發白時，證實牛骨的鈣、磷、骨膠等已溶解到湯中，隨即撈出牛骨，加入已蒸製的桑葚，開鍋後再去浮沫，調味後即可飲用。

【功效】此湯能滋陰補血、益腎強筋，尤其適用於骨質疏鬆症、更年期綜合症等。

蝦米排骨湯

【具體作法】鮮豬骨250克，蝦米100克，生薑20克，黃酒200CC，雞精粉少許。將鮮豬骨洗淨，切斷，置於水中燒開，去除血污；蝦米洗淨；然後將豬骨、蝦米放入沙鍋中，加生薑、黃酒，加水1000CC，經煮沸後，用小火煮至骨爛，即可食用。

【功效】有效緩解骨骼老化，為骨骼補充鈣質，治療骨質疏鬆。

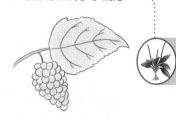

足跟痛，用白芥子粉敷貼

患者小檔案

症狀：足跟痛，足跟部不能著地。
實用小偏方：取白芥子粉適量，加醋調成稠膏狀，敷於足跟患部。

對女性而言，高跟鞋就像是一把尖銳、性感的「匕首」，是時尚的代名詞，是女人鞋櫃裡不可或缺的寵兒；但在展現時尚魅力的同時，自己也付出了很大的健康代價。研究證明，穿上高跟鞋後，人很自然地重心向前移，保持抬頭挺胸收腰的姿勢，看起來非常精神，穿梭在人群中也倍顯自信。但由於骨盆前傾，腰部後仰，人體負重力曲線大大改變。足跟痛也叫跟痛證。該病多發於40～60歲的中老年人，尤以老年婦女發病居多。它是由骨結節部的前緣骨刺足脂肪纖維墊有不同程度的退行性減退，扁平足、急性滑囊炎、跟骨骨刺、跟骨類風濕病變引起；腳掌痛除扁平足原因外，也因足橫弓過度疲勞、慢性損傷所致。起病緩慢，多為一側發病，早起站立時疼痛較重，行走片刻後稍好，但行走過久，疼痛復又加重等症狀。

張女士今年52歲，右側足跟部疼痛已經疼了3個多月了，現在足跟部不能著地，期間也去醫院檢查過，經X光檢查診斷為右側跟骨骨刺。醫院建議張女士手術治療，但張女士不願意做手術，於是找到了我，我看過她的情況後，推薦她使用白芥子膏治療骨刺。

具體作法：取白芥子粉適量，加醋調成稠膏狀，敷於足跟患部。可利氣豁痰，溫中散寒，通絡止痛。但需要注意的是，肺虛咳嗽、陰虛火旺者忌敷，外敷有發泡作用，皮膚過敏者忌用。依上方用白芥子醋糊敷於患部（勿令藥糊超過赤白肉際，以免發泡損傷皮膚），外以蠟紙覆蓋，繃帶包紮固定。每2天換藥1次，2次後疼痛減輕，半月後疼痛消失。白芥子對治療骨質增生引起的腫脹疼痛效果非常明顯，可連續應用，直至病癒。

一個月後，張女士給我打電話報喜說，這方子還真管用，現在腿不痛

了，走路也有力氣了，做家務事也不會感到疼痛了。

❀老中醫推薦方❀

增效食療方

熟地山藥
【具體作法】熟地黃12克，山藥25克，山萸肉12克，桑寄生12克，牛膝9克，木瓜12克，白芍25克，甘草10克。水煎服，每日1劑。15天為1個療程。

【功效】補益肝腎，強筋健骨。主治老年人足跟痛（肝腎精血虧損）。

南星半夏散
【具體作法】生南星、生半夏、生草烏、細辛各等份，雞蛋清適量。先將前4味藥研為極細末後，裝入瓶內備用，用時，以雞蛋清調藥粉成糊狀，外塗患處，臥床休息。每天換藥1次。另可用黑膏藥或凡士林等，在火上烤化，摻入藥粉適量調勻，趁熱貼患處，外用繃帶或者膠布固定。3～5天換藥1次。

【功效】活血破瘀，溫經除濕。主治跟骨骨刺。

熟地牛膝
【具體作法】熟地黃、狗脊、牛膝、赤芍、威靈仙各9克，絲瓜絡15克，鹿角膠（烊化）6克。每日1劑，水煎服。

【功效】溫陽補腎，活血止痛。主治跟骨骨刺。

增效經穴方

【具體操作】採用揉點、搖抖等手法，對足三里穴、太溪穴、照海穴施灸，灸療5～10分鐘，同時提拿跟腱部，被曲足踝等溫補的手法配合治療。

應用一些解毒消腫的中藥浸泡雙足即可。

【功效】解毒消腫，舒筋活血。緩解足跟痛。

❶ 足三里穴　在小腿前外側，當犢鼻下3寸，距脛骨前緣一橫指（中指）。

❷ 太溪穴　在足內側，內踝後方，當內踝尖與跟腱之間的凹陷處。

❸ 照海穴　在足內側，內踝尖下方凹陷處。

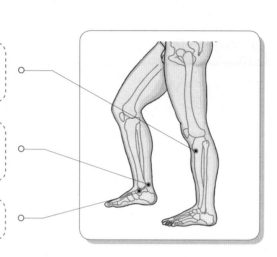

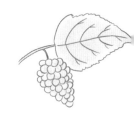

肩痠、腰痛，可濕敷大蒜泥

☜ 患者小檔案

症狀：肩痠、腰痛。

實用小偏方：將搗碎的大蒜加上等量或多一點的麵粉混合攪拌，攤在紗布上，緊敷在患處，可以重複多做幾次。

　　人到了中老年之後，身體機能呈現逐年下降的趨勢，常常會出現肩痠背痛、腰痛等症狀。媽媽最近兩天肩背痠痛、腰痛的毛病又犯了。媽媽年輕時，因為生活艱苦，每到春季媽媽就買來毛線開始給全家人織毛衣，長時間坐姿不正確，嚴重影響了血液循環，而且繁重的家務勞累更讓她雪上加霜。年輕時，挺一挺疼痛也就過去了，但到了中年，毛病全都來了，經常會肩背痠痛、腰痠，行走都成難事。還好，我大學時選擇了中藥醫學，這樣理所當然地成了媽媽的「私人醫生」，每次她身體不適時，我就給她做做穴位按摩，但效果並不是很好，按摩後疼痛會緩解一段時間，但第二天還會疼，於是我查找了許多書籍，後來發現大蒜泥也可以治療肩痠、腰痛。

　　大蒜具有促進新陳代謝，緩解疲勞，刺激消化器官分泌消化酶，促進上皮增生，加速創傷癒合等功效。不過，有過敏性膚質的人，有時可能會引起斑疹。書中介紹說「大蒜烤炙對肩痠、腰痛的症患有效」，但我還是習慣用生大蒜。將生大蒜搗碎，塗在患處，效果更好。

　　具體作法：將搗碎的大蒜加上等量或多一點的麵粉混合攪拌，攤在紗布上，緊敷在患處，可以重複多做幾次。給媽媽濕敷後，還真有效，肩痠、腰痛的毛病好多了。但由於大蒜刺激性較強，濕敷大蒜泥後，皮膚起了很多斑疹，這讓媽媽很煩惱。後來，我想起香油有滋潤皮膚、防過敏的功效，於是，第二次再給媽媽濕敷時，我先用熱水將大蒜汁稍微稀釋，然後在皮膚上面塗一層香油，再在患處溫敷，斑疹真的沒起來。

後來，又大概持續濕敷了2個月，媽媽的肩痠、腰痛的毛病徹底治好了，這讓我感到興奮不已，於是，趕緊將這個小偏方記下來，以便造福更多的人。值得注意的是，如果腰痛比較持久，有可能是婦科疾病造成，應到醫院外科或婦科接受檢查，以免貽誤診治。父母是兒女的支柱，希望小偏方能讓更多的中老年人享受健康的生活。

∞老中醫推薦方∝

增效食療方

🍚 魚肚川芎湯

【具體作法】魚肚40克，川芎15克，蔥白25克，低鈉鹽2克，黃酒10CC，清湯500CC，熟豬油15克，雞精粉少許。在製作之前首先把魚肚用溫水浸泡（約8小時），然後放入沸水中微火煮約2小時，離火，燜2小時。湯冷後再燒沸，再燜2小時。魚肚燜透後，洗去黏液，放入清水中漂洗乾淨。待魚肚發亮有彈性時，再切成片。將魚肚片放入鍋裡，川芎用布包好也投入鍋內，放入適量清湯，用中火燒沸後，再投入大蔥白、熟豬油。出鍋前加入低鈉鹽，食用時再加入黃酒即成。

【功效】活血行氣，散風止痛，補腎益精，滋養筋脈。可用於治療肩背酸痛。

🍚 木瓜紅糖酒

【具體作法】木瓜100克，紅糖50克，黃酒500CC。木瓜、紅糖放入酒內泡5天。早晚各服酒1次，每次50CC。

【功效】木瓜紓筋活絡而化濕；紅糖和血；黃酒散寒通絡活血，緩解肩背痠痛、腰痛症狀。

🍚 川芎黃耆粥

【具體作法】川芎6克，黃耆15克，糯米50克。川芎、黃耆加水煮沸30分鐘

取汁，加糯米煮成粥。

【**功效**】川芎行氣活血，祛瘀止痛；黃耆補氣，加強川芎活血止痛之功效；糯米調和脾胃，補中益氣，通絡止痛，常食可緩解肩痠、腰痛等症。

熱敷和吹風機，治療頸椎疼痛效果好

患者小檔案

症狀：頸部沉重、按壓有痠麻感，且伴有頭暈、眼花、心律不整等症狀。

實用小偏方：❶吹風機法，利用家中的吹風機，距離以皮膚能夠適應的熱度為宜，對著頭頸慢慢地吹，邊吹邊轉動頭頸，上下左右儘量轉足，時間約5分鐘。❷縫個布袋，裝一兩斤粗鹽，使用前先放在微波爐裡加熱，然後輕輕敷在頸肩部疼痛部位，再用吹風機吹，約5分鐘，即可緩解。

李先生是銀行的退休員工，因為長年工作非常忙碌，30歲時就患上了頸椎增生，雖然後來去醫院治好了，但頸椎疼痛的毛病時常會發生，尤其在勞累時，疼痛會加劇，感覺頸部特別沉重，用手輕輕一按會有明顯的麻木疼痛感，且伴有頭暈、眼花、心律不整等症狀。聽說我有不少小偏方，就來求助於我。我教他用米醋調治。

具體作法：每晚取米醋300～500CC，準備一塊棉紗布（或純棉毛巾）浸入米醋中，然後平敷在頸部肌肉疼痛處，上面用一個70～80℃的熱水袋熱敷，保持局部溫熱20～30分鐘。熱水的溫度以局部皮膚感覺不燙為準，必要時可及時更換熱水袋中的熱水。熱敷的同時，也可以配合活動頸部。一般治療1～2次，疼痛即可緩解。

除了熱敷法，使用吹風機也能幫助穩定神經系統，緩解頸部肌肉緊張、酸痛狀態。當感覺頸椎疼痛時，試著利用家中的吹風機，距離以皮膚能夠適應的熱度為宜，對著頭頸慢慢地吹，邊吹邊轉動頭頸，上下左右儘量轉足，時間約5分鐘。當然，吹風機使用起來會有吵鬧聲，有沒有靜悄悄的辦法呢？

當然有：縫個布袋，裝一兩斤粗鹽，使用前先放在微波爐裡加熱，然

後輕輕敷在頸肩部疼痛部位，就不會發出「噪音」了。除了這兩個偏方，我還對李先生提出了以下建議：平時不要一直做低頭動作，看報、看書、玩牌時，一段時間要起來活動一下，做做頭部及雙上肢的前屈、後伸及旋轉運動，既可緩解疲勞，又能使肌肉韌度增強。如果還是做不到，那就起來四處活動一下，去倒杯開水，與家人、朋友聊聊天，總之，不可以半天都坐在那不動，否則，肌肉會疲勞，整個脊椎更疲勞，用不了多久，頭痛、頭暈、乏力等隨之而來，最後向你亮起健康的警示燈。

❧老中醫推薦方℃

增效食療方

丹參山楂粥
【具體作法】生山楂50克，丹參30克，白米100克，冰糖適量。將生山楂、丹參洗淨，再將丹參入鍋，加水適量，用小火煎煮40分鐘，除渣取汁。再放山楂片和淘淨的白米，加水適量，先用大火煮沸，再用小火煮成粥，後加冰糖調勻即可。早晚2次分食。
【功效】活血化瘀，通經止痛。適用於氣滯血瘀型頸椎病。

當歸川芎燉老鴨
【具體作法】老鴨1隻，當歸15克，川芎10克，紅花5克，料理酒、低鈉鹽、胡椒粉、薑片、蔥段各適量。將當歸、川芎、紅花洗淨，隔水蒸煮30分鐘，備用。將老鴨去毛及內臟，把當歸、川芎、紅花及洗淨的薑片、蔥段塞入鴨腹中，入鍋加清水淹沒，大火燒沸後，撇去浮沫，加入料理酒，小火煨煮30分鐘後，調入低鈉鹽，繼續煨煮至鴨肉酥爛，調入雞精粉、胡椒粉即可。佐餐當菜，隨量食用。
【功效】活血化瘀，滋補肝腎。適用於氣滯血瘀兼有肝腎虧虛型頸椎病。

葛根靈仙湯

【具體作法】葛根24克，伸筋草、白芍、丹參各15克，秦艽、靈仙、桑枝、雞血藤各12克。每日1劑，水煎，分早晚2次溫服。藥渣用布包煎湯，早晚用毛巾蘸藥熱敷頸部及肩部肌肉，每次20分鐘，10天為1個療程。

【功效】祛風散寒除濕，舒筋活血，強筋壯骨。主治各型頸椎病。

細辛川烏湯

【具體作法】細辛1克，制川烏3克，雞肉100克，珍珠米50克，薑末、蔥末、料理酒、低鈉鹽、雞精粉各適量。將細辛、川烏洗淨，雞肉洗淨切成米粒大小的肉末，珍珠米磨粉。將川烏、細辛入鍋，加清水適量煎煮1小時，去渣留汁入雞丁，燒沸後加蔥末、薑末、料理酒、低鈉鹽、雞精粉，煮沸後撒入珍珠米粉，勾芡即成。佐餐或當點心食用。

【功效】散寒止痛，祛風化濕，養血健脾。

增效經穴方

【具體操作】用健康錘敲打、刺激肩井穴，敲一會兒後，會發現痠痛感頓然減輕許多，然後再用健康錘敲擊後背中央的肩中俞穴，其位於後背兩條肌肉隆起的部位，高度大約在左右兩個肩關節的連接處，左右各敲打50～100次，力道適中。每日1次，持續15日即可有所改善。

【功效】舒筋活血，強筋壯骨，緩解頸肩疼痛。

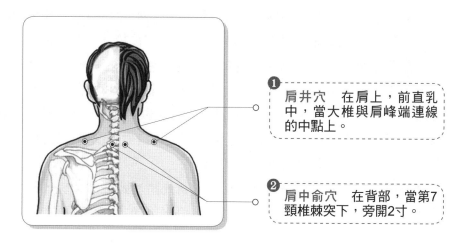

❶ 肩井穴　在肩上，前直乳中，當大椎與肩峰端連線的中點上。

❷ 肩中俞穴　在背部，當第7頸椎棘突下，旁開2寸。

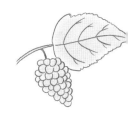

閃腰了，按摩、食療幫你忙

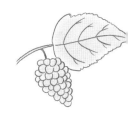

患者小檔案

症狀：閃腰，腰痛、腿痛，不能動彈。

實用小偏方：❶按摩療法，俯臥，將一軟包墊在腰下，開始上下按摩腰部脊柱兩側肌肉，隨後握住患者的雙踝，使其膝關節屈膝至120度以上，反覆屈曲幾次，突然迅速用力向後拉伸，使其腹部抬離床面，如此反覆做1～5次，壓痛便可減輕。❷枸杞豬腰湯，豬腰（即豬腎）2副，枸杞葉150克。首先將豬腰洗淨切塊，然後與枸杞葉加水燉湯，再加少許鹽調味就好了，每日早晚各1次，連用7天為一個療程。

現代人由於缺乏運動，或長時間保持一種姿勢，導致腰部韌帶變得很「脆弱」，在活動或抬重物時容易損傷軟組織，造成腰部扭傷的事情也是頻頻發生。我媽媽就遇到過這事。

去年，我與媽媽一起坐火車回老家。想著時間也不長，沒想到，媽媽就腰痛，腿也痛，稍微一動就被「閃」了一下，疼痛就由臀部沿大腿外側向小腿和踝關節延伸，還伴有小腿和足的無力和麻木。

聽她大呼疼痛，我立馬叫她俯臥，順手將隨身帶的軟包墊在媽媽的腰下，開始上下按摩腰部脊柱兩側肌肉，隨後握住她的雙踝，使其膝關節屈膝至120度以上，反覆屈曲幾次，突然迅速用力向後拉伸，使其腹部抬離地面，如此反覆做1～5次，媽媽的壓痛及牽引痛明顯馬上減輕了。這時才鬆了口氣，嚇壞我了。我告訴媽媽，別亂動，到家了，我用薑片烤熱後貼在扭傷處，按摩一下，有止痛療傷的效果。我還囑咐媽媽，這幾天要注意腰部保暖，不要受涼，最好臥床休息兩天，不要擅自做腰部旋轉活動。

另外，我每天都燉枸杞豬腰湯給媽媽喝。

具體作法：豬腰2副，枸杞葉150克。首先將豬腰洗淨切塊，然後與枸杞葉加水燉湯，再加少許鹽調味就好了，每日早晚各1次，連用7天為一個

療程。

　　豬腰子富含蛋白質、脂肪、碳水化合物、鈣、磷、鐵和維生素等營養物質，對於中老年人扭傷後的肌肉補養來說是最合適的選擇了。枸杞葉就更好了，它味甘、苦，性涼，具有解熱、預防動脈硬化的功效。中醫常用它來治療肝腎陰虧、腰膝酸軟、頭暈、健忘、目眩、頭昏多淚、遺精等病症。

　　沒幾天，媽媽的腰、腿就不疼了，這不僅讓她真正體會到的小偏方的妙用，而且更體會到了我對她的一片孝心。

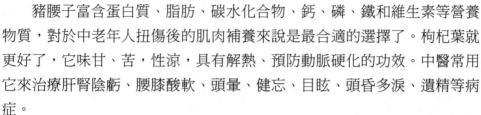

老中醫推薦方

增效食療方

🥣 丹皮杜仲

【具體作法】牡丹皮、杜仲、赤芍、川續斷、延胡索各15克，澤蘭、牛膝、紅花、桃仁、蘇木、台烏藥各10克，三七、乳香、沒藥各9克，生甘草6克。每日1劑，水煎，分2～3次口服。

【功效】主治急性腰扭傷。

🥣 雙烏止痛酒

【具體作法】制川烏、草烏、紅花各10克，川芎、當歸、牛膝各15克，黃耆18克，米酒1000CC。兼肩臂痛者加羌活15克，頸項痛加葛根30克，腰膝酸軟者加杜仲10克。將上述藥物加米酒浸泡7天後飲用。每次飲藥酒10～25CC，早晚各1次。如感覺口舌發麻宜減量。

【功效】溫經活血，益氣止痛。治療腰扭傷而無關節紅腫發熱的患者。

🥣 仙茅燉排骨

【具體作法】仙茅18克，金櫻子12克，豬排骨500克，薑片、低鈉鹽、雞精粉各少許。豬排骨洗淨，切塊；仙茅、金櫻子洗淨，搗碎，用紗布包好；

將仙茅、金櫻子與豬排骨一同放入沙鍋中，加適量清水，大火煮沸後，放入薑片，轉小火燉煮約1小時，至排骨肉熟爛，加入低鈉鹽、雞精粉調味即成。

【功效】散寒除弊，強壯腰膝，補腎壯陽，活血止痛，接續筋骨。主治急性腰扭傷，氣滯血瘀，兼腎虛者。

增效足浴方

獨活牛膝足浴方

【具體操作】獨活、牛膝各50克，防風30克，人參20克，細辛20克。將上藥加清水2000CC浸泡後煎煮，煎至水剩1500CC時，澄出藥液，倒入腳盆中，先用毛巾蘸藥液熱熨腰痛部位，待溫度適宜時泡洗雙腳，每天2次，每次40分鐘，15天為1個療程。

【功效】活血化瘀，祛濕止痛，強壯腰膝。主治急性腰扭傷。

白芍紅花足浴方

【具體操作】白芍50克，紅花30克，桂枝、獨活、威靈仙各20克，杜仲、甘草各15克。將上藥加清水適量，煎煮30分鐘，去渣取汁，與2000CC開水一起倒入盆中。先用毛巾蘸藥液熱熨腰痛部位，待溫度適宜時泡洗雙腳，每天早、晚各1次，每次薰泡40分鐘，10天為1療程。

【功效】活血化瘀，祛濕止痛，強壯腰膝。主治急性腰扭傷。

黨參白朮足浴方

【具體操作】黨參50克，白朮、茯苓各30克，陳皮、元胡各20克，紅棗10枚。將上藥加水適量，煎煮20分鐘，去渣取汁，與1000CC開水同入盆中，先用毛巾蘸藥液熱熨腰痛部位，待溫度適宜時泡洗雙腳，每天1次，每次40分鐘。15天為1個療程。

【功效】祛風止痛，通絡溫腎。主治急性腰扭傷。

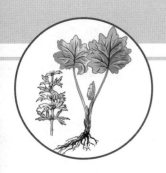

|第七章|
【皮膚五官】小偏方

俗話說「人活一張臉」，但隨著年齡的增長，人的皮膚會衰老，五官也會出現這樣或那樣的不舒適，如皺紋、老年斑、牙痛、耳鳴等，這些都會困擾中老年朋友的生活，自己難受不說，待人接物還有損「面子」。如果可以掌握一些自助的家庭小偏方。那麼，就可以輕輕鬆鬆地解決這些麻煩了。

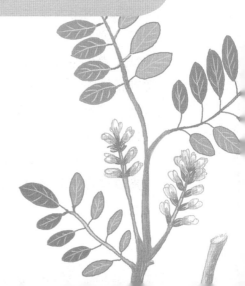

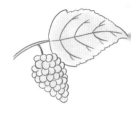

去皺抗衰，試試「雞蛋駐顏術」

患者小檔案

症狀：面部、眼部、嘴角的皺紋。

實用小偏方：用雞蛋製成面膜，具體方法是，取雞蛋1顆，打入碗中，加1匙蜂蜜，少許麵粉，攪拌成糊狀，潔面後，用刷子將其均勻地塗在臉上，10～15分鐘便可取下，用溫水洗淨面部。每週做2～3次就可以，保證皮膚緊緻，沒有皺紋。

美容就像治病一樣，也有許多偏方，我時常會在生活中留意蒐集，可以幫助更多的女性朋友消除容顏的煩惱。

社區裡的王阿姨已經50多歲了，能歌善舞，經常去參加老年劇團表演。媽媽在家閒著沒事也想去湊熱鬧，但每次回來，我發現她研究的不是劇團裡的曲兒、角兒，卻關注起王阿姨的「駐顏術」。媽媽說，王阿姨臉上可是一點皺紋都沒有，根本不像50歲的人，說看起來就像30歲的人一樣。

一天，媽媽給打我電話非讓我回家一趟，還囑咐我一定帶上藥箱，我以為媽媽病了，於是急忙趕回家，回到家才知道，原來劇團的王阿姨感冒了，讓我去給王阿姨診治一下。剛好也可藉此機會認識一下這位傳言中的「青春媽媽」。到了她家，我發現王阿姨是挺年輕的，皮膚很細滑，面色也非常紅潤，保養得很好，確實非常難得。要不是因為感冒了，面容應該會更有精神些。給王阿姨量完血壓，開完藥後，我開始跟她聊起皮膚保養的事情，說起這個，王阿姨還真有些心得，說自己也是聽上輩老人說的，從年輕的時候就經常看媽媽做，自己也就學會了。

其實，王阿姨保養皮膚的方法很簡單，就是用雞蛋製成面膜。

具體作法：取雞蛋1顆，打入碗中，加1匙蜂蜜，少許麵粉，攪拌成糊狀，潔面後，用刷子將其均勻地塗在臉上，10～15分鐘便可取下，用溫水

洗淨面部。每週做2～3次就可以，保證皮膚緊緻，沒有皺紋。王阿姨說這雞蛋面膜不能連續使用，要隔天用一回，一般面色晦暗的女性，使用3～4個月，皮膚上的小乾紋、細紋、皺紋都會慢慢消失，皮膚也會細滑、紅潤起來。

王阿姨說，年齡不饒人，皺紋很容易爬上臉，所以皮膚越早注意保養越好，她是從20歲起，也就是要出嫁時開始做保養的，到現在都50歲了，一直持續著，臉上不僅沒有留下歲月的痕跡，而且周圍說她年輕的人真不少，都不相信她已經是當婆婆的人了。我聽後也讚歎不已，皺紋是皮膚細胞老化的結果，雖然是生理的正常現象，但如果能適宜地注意保養，留住青春的臉頰，延緩衰老，哪個女性又能拒絕呢！

回家後，我翻閱了資料，據資料記載，王阿姨的這種美容方法還真歷史悠久，最早的可以追溯到南朝陳後主的妃子，而後清宮慈禧老佛爺也用過此方。雞蛋營養豐富，蛋清中富含蛋白質，被皮膚吸收後，可合成彈性蛋白，能使鬆弛的皮膚緊緻，而蛋黃內含有卵磷脂、葉酸、胡蘿蔔素等營養成分，可修復皮膚受損細胞，滋潤皮膚，並有一定的鎖水作用。美麗容顏是女性珍愛的東西，所以為了能讓我們的面龐看上去更年輕，你一定要積極行動起來，作法很簡單，但貴在持續有恆。

❧老中醫推薦方❧

增效食療方

🥢 花生豬皮凍

【具體作法】豬皮300克，花生30克，芝麻20克，枸杞20克，蘆薈10克，醬油、鹽、雞精粉各少許。將枸杞、蘆薈放入鍋中，加清水適量，煎煮成湯，去掉枸杞、蘆薈渣，留湯汁；將豬皮去毛，放入藥汁鍋中同煮1小時，撈出豬皮剁成泥狀，再放入鍋中，加清水適量，再加入花生、芝麻、醬油、鹽、雞精粉煮爛，離火冷卻後即成豬皮凍。

【功效】豬皮凍中富含膠原蛋白，經常食用可增強皮膚彈性，緊緻肌膚，

去除皺紋。

雞骨湯

【具體作法】雞骨架1份，低鈉鹽、雞精粉、薑片各適量。將雞骨架洗淨，剁成塊，放入砂鍋中，加入適量清水、薑片，煮沸後，轉小火慢燉，燉至雞骨架酥爛時，加入低鈉鹽、雞精粉調味即成。

【功效】雞骨架燉湯營養豐富，雞骨中的硫酸軟骨素，搭配雞皮中的膠原蛋白，可增加皮膚彈性，修復受損皮膚，淡化皺紋，使肌膚細膩。

果蔬優酪乳沙拉

【具體作法】蘋果1顆，香蕉1/2根，胡蘿蔔1/2根，優酪乳250克，蜂蜜適量。將蘋果洗淨、去皮切成小塊；香蕉去皮、切片，胡蘿蔔去皮、洗淨，切丁；將三種果蔬放入盆中，加入優酪乳、蜂蜜拌勻，即可食用。

【功效】果蔬搭配優酪乳營養豐富，有助於軟化皮膚的黏性表層，去掉死去的老化細胞，消除皺紋，使皮膚白嫩且富有彈性與光澤。

增效面膜方

橄欖油除皺面膜

【具體作法】橄欖油、蜂蜜各1大匙。將橄欖油加熱至37℃左右，再加入適量蜂蜜，調勻，晾溫。潔面後，用化妝棉蘸取適量，均勻塗於面部皺紋處，並用手輕輕按摩，促進其吸收，待面膜基本被吸收後，用溫水潔面即可。

【功效】橄欖油可防止皮膚衰老，潤膚祛斑除皺，特別適合皮膚乾燥者。

黃耆蘆薈藥草面膜

【具體作法】黃耆5克，新鮮蘆薈10克，蜂蜜2大匙。將黃耆研末；蘆薈洗淨，削去帶刺部分，從中間剖開，將蘆薈汁刮入碗中，加入黃耆粉、蜂蜜，調成糊狀。潔面後，用面膜刷均勻塗抹在臉上，敷貼約15分鐘後取

下，用溫水潔面即可，每週1～2次。

【功效】黃耆富含「黃耆甲苷」，可促進皮膚蛋白合成，增加皮膚彈性蛋白含量，搭配蘆薈和蜂蜜，可消除面部皺紋、細紋、乾紋，持續為皮膚補水，滋潤肌膚。

香蕉袪皺面膜

【具體作法】香蕉1/2根。將香蕉去皮搗爛成糊狀，潔面後，均勻塗於面部，敷面15～20分鐘後洗去，每週1～2次。

【功效】長期持續敷用可使臉部皮膚細嫩、清爽，特別適用於乾性或敏感性皮膚的面部美容，效果良好。

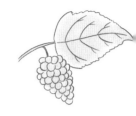

對付老年斑，蜂蜜和薑幫你忙

患者小檔案

症狀：老年斑。

實用小偏方：❶每日一杯生薑洋槐蜜茶。取適量鮮薑片放入水杯中，用適量開水浸泡5～10分鐘後，加入少許洋槐花、蜂蜜攪勻當茶飲。❷敷貼生薑米酒面膜。將生薑洗淨，不去皮，切成2～4公釐的薄片，晾乾或烘乾成黃色半透明狀後，再放入50度米酒中浸泡約15日。潔面後，用化妝棉蘸取汁液，以打圈手法塗抹老年斑處，4～5分鐘後洗去即可。每晚1次。

　　近日，我在樓下常看見一位中年媽媽，每天都憂心忡忡的，心裡有些納悶，於是便上前找她聊天，一聊才知道，原來中年媽媽年紀也不算太老，今年才剛45歲，但看上去好像快60的人，臉上和手上都長了老年斑。她想去美容，但又怕別人笑話說「老都老了，還愛美什麼啊」。因為常在家中閒來無事，便去參加了老年劇團，前陣子聽了一位大姐在團裡宣傳如何保養皮膚，於是便想詢問一下，有什麼方法治療自己老年斑，便打聽到樓下了，聽說就在這棟樓。我聽後，想是媽媽宣傳的，於是便告訴中年媽媽，宣傳的那位大姐就是我媽媽，並邀請中年媽媽去我家，讓我為她診治一下。她高興地接受了。

　　到了我家，寒暄了一下後，我開始觀察這位中年媽媽的皮膚，告訴她，老年斑是一種脂褐質色素斑塊，多見於高齡老人，起於日光照射，細胞代謝機能減退，體內脂肪發生氧化，當這種色素不能排出體外時，就會沉積在細胞體上，從而形成老年斑。要想治療老年斑並不難，但需要有耐心。我給中年媽媽推薦了個小偏方。就是內服外用生薑和蜂蜜。生薑用法比較多，我給中年媽媽介紹了兩種最方便的方法。

　　具體作法：

❶外用法：一般可將生薑洗淨，不去皮，切成2～4公釐的薄片，晾乾或烘乾成黃色半透明狀後，再放入50度米酒中浸泡約15日。潔面後，用化妝棉蘸取汁液，以打圈手法塗抹老年斑處，4～5分鐘後洗去即可。每晚1次。但需要注意的是，在塗擦期間，如果明顯感到皮膚有疼痛感或出現紅疹，要立即停用，用較涼的溫水洗淨，兩、三天即可恢復。

❷內服法：取適量鮮薑片放入水杯中，用適量開水浸泡5～10分鐘後，加入少許洋槐花、蜂蜜攪勻當茶飲。每日1劑，連用1～2個月。

人體內的自由基是一種衰老因子，它作用於皮膚，引起「鏽斑」，而生薑正是除「鏽」高手。生薑中含有多種活性成分，其中薑辣素有很強的對付自由基的本領，它比我們所熟知的抗衰老能手維生素E的功效還強。

因此，常食生薑可及時清除人體內致衰老因子的自由基，還能去除因自由基作用而產生的老年斑。蜂蜜具有補中潤燥、緩急解毒的作用，透過其補益作用可促進人體氣血的化生，維持氣血的正常運行。現代醫學研究證實，蜂蜜中也含有大量的抗氧化劑、維生素C和黃酮類化合物等，對自由基有很強的「殺傷力」。

但是，生薑具有發散作用，年老體弱、表虛自汗者不宜久服，否則易耗氣傷陰。也因此用生薑治療老年斑時，一定要加一點蜂蜜，蜂蜜的補益作用則可以避免服用生薑後耗損陽氣，兩者「互補互利」。

此外，還可以每天服用維生素C和維生素E，它們都具有使皮膚柔膩、光滑、潤澤，皮膚皺紋紓展，減褪色素，消除斑點的功效。

中年媽媽聽後很開心，說回家一定試一試，過了一段時間，我去劇團找媽媽有些事，正巧碰見那位中年媽媽，我發現她的臉色好了許多，雖然斑點還在，但並沒有那麼明顯了。

溫馨提醒

日常生活中，應注意少吃辛辣食物及刺激性食物，儘量避免日光照射，保持臉部皮膚乾淨，多喝水、多吃蔬菜和水果，多做面部肌肉運動，在進餐時應細嚼慢嚥，以改善面部血液循環和皮膚代謝，保持心情舒暢和愉快，以減緩衰老現象的發生。

ೞ老中醫推薦方ೞ

增效食療方

🥄 黃瓜粥

【具體作法】白米100克，鮮嫩黃瓜300克，低鈉鹽2克，生薑10克。將黃瓜洗淨，去皮去心切成薄片。白米淘洗乾淨，生薑洗淨拍碎。鍋內加入水約1000CC，置火上，下白米、生薑，大火燒開後，改用小火慢慢煮至米爛時下入黃瓜片，入低鈉鹽調味即可。

【功效】黃瓜含有豐富的鉀鹽、胡蘿蔔素、維生素C、維生素B1、維生素B2、蛋白質以及磷、鐵等營養成分，經常食用黃瓜粥，能消除老年斑，增白皮膚。

🥄 豆漿大麥粉

【具體作法】豆漿250CC，大麥粉1大匙，蜂蜜適量。將黃豆適量，用豆漿機製成新鮮豆漿；再將大麥粉放入碗中，用60℃熱豆漿沖調，拌勻後，加入適量蜂蜜，餐前或餐後都可飲用，每日1～2杯。

【功效】大麥粉中含有豐富的抗氧化酶，可分解皮膚上的黑色素沉澱，淡化老年斑，搭配豆漿和蜂蜜可滋潤皮膚，使皮膚變得細滑有彈性。

🥄 番茄燉牛腩

【具體作法】番茄4顆，牛腩肉400克，八角、花椒、薑末、蒜末、料理酒各少許。先把牛腩剁成核桃大的塊，番茄也切成大小相同的塊狀備用；乾淨的牛腩不用汆水，用少許油煸炒八角、花椒出香味後撈出不用，放入薑、蒜片翻炒到牛腩表稍乾時烹料理酒，再翻炒數下加入開水，放入燉鍋1個半小時或高壓鍋燉18分鐘開鍋，取出倒在炒鍋裡，放入番茄塊並調味，小火慢燉15分鐘收汁即成。

【功效】番茄中的維生素C可將牛腩肉中的營養轉化為膠原蛋白，而番茄

紅素又具有抑制皮膚黑色素沉澱的功效，兩者搭配可消除老年斑，美白肌膚，增強皮膚彈性。

增效面膜方

茄皮蜂蜜面膜

【具體作法】鮮茄子1個，蜂蜜適量。用自來水沖洗茄子；將新鮮的茄子皮切成一條一條的，放入面膜碗中，用茄子皮裡邊一面（即白面）蘸取少許蜂蜜，擦拭老年斑處，擦時動作要輕柔，擦揉約20分鐘，用清水潔膚即可。

【功效】茄子富含維生素P、維生素C，能降低微血管的通透性，可阻斷老年斑黑色素的來源和血氧供應，抑制黑色素的形成，茄子皮擦臉是源於民間的療法，搭配蜂蜜，既可祛斑，還可滋潤肌膚，使肌膚更細滑。

白醋淡斑面膜

【具體作法】白醋4匙，麵粉2匙。將白醋和麵粉混合，加適量水攪拌成糊狀。潔面後，用面膜刷將其塗抹在整個面部，敷貼約20分鐘，做完後用溫水洗淨，每週使用1～2次。

【功效】白醋是古老而有效的美容佳品，其主要成分是醋酸，具有很強的殺菌消炎作用，對肌膚具有很好的保護作用，並可促進肌膚的血液循環，抑制黑色素的生成，對老年斑具有顯著的淡化功效，並能深入清潔肌膚。

白芨阿膠面膜

【具體作法】白芨加水200CC，煮至50CC左右，過濾取汁；加入阿膠粉，攪拌均勻；再加入玉米粉，調成糊狀。潔面後，將做好的面膜覆蓋於整個面部，讓其停留在臉上約20分鐘，做完後用溫水洗淨，每週使用1～2次。

【功效】白芨富含澱粉、葡萄糖、揮發油、黏液質等營養成分，阿膠能促進人體細胞再生，搭配使用，可淡斑消炎，滋潤肌膚，有效對抗肌膚老化和皺紋。

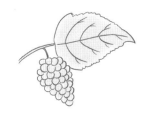

常喝三紅湯，趕走面色萎黃

> **⌖ 患者小檔案**
>
> 症狀：膚色枯燥、萎黃。
>
> 實用小偏方：每日一劑三紅湯，取紅棗5～8枚，紅豆40克，花生適量，將三種食材共煮成湯，連湯一起食用。

社區裡的蕭大姐是出了名的「一枝花」，不僅人長得漂亮，而且在一家外資企業上班。然而人總有老的一天，隨著年齡的增長，蕭大姐開始煩惱起來，因為她以前紅潤的皮膚變得萎黃起來。也許是因為工作忙，也許是因為家庭負擔重，操心的事比較多，反正有諸多原因吧，人開始感覺疲倦，晚上常失眠，膚色大不如前。加之，前陣子蕭大姐的媽媽因病去世了，這對她的打擊更大，人就像被抽乾似的，人消瘦許多，面色萎黃、乾澀。

為了不讓外人看出自己內心的憂傷，她常常很早就起床，對著鏡子好好修飾一番，才匆匆去上班。一些同事得知她的情況後，勸她去做美容，換換心情，人也會心情好些，可試過之後，效果並不好，於是她找到了我，想尋求一個好的方法改變面色萎黃的問題。

我看了看，感覺蕭大姐身體內氣血不足、內分泌紊亂，皮膚鬆弛，面色暗黃。我告訴她，人體的內在臟腑如果氣血不足，必然表現在外在的皮膚、顏面之上。氣虛了，就會面色無華，精神差，疲乏無力。血虛了，就會皮膚枯燥，面色蒼白或萎黃，指甲不光滑。

所以女性面白無華、皮膚差很多都是氣血不足導致的。針對她的症狀，我給她推薦了三紅湯。

具體作法：取紅棗5～8枚，紅豆40克，花生適量，將三種食材共煮成湯，連湯一起食用，每天1劑。紅棗為補養佳品，食療藥膳中常加入紅棗補養身體、滋潤氣血。紅棗富含葡萄糖、蔗糖、維生素C、維生素P，還含有

豐富的蛋白質、微量元素和其他營養成分，不但是調補脾胃、補血益肝常用的藥物，而且也是保健、養顏、美容的食物，長期食用還可促進氣血生化循環，延緩衰老。而且花生的外紅皮具有養血補氣的功效，常吃能使人的頭髮更加烏黑靚麗，人也會顯得神采奕奕起來。

蕭大姐聽後，說回家一定試一試。臨走前，我還是囑咐了一句，女人要想皮膚好，首先要放鬆心情，心情好了，身體狀況自然也就好了，所以在服用期間，一定要注意調節。她微微點了點頭，看得出蕭大姐心裡的傷痛還沒有過去。

大概過了一個月，我在社區碰見蕭大姐時，她似乎面色好些了，也許是因為時間的推移，傷感的事逐漸淡化了，再加上用藥調理，人也顯得精神了許多。真是欣慰，人一生總會有憂傷，但過去了，一定要放鬆自己心情，因為親人最不願看見摯愛的人過得不開心。

∞老中醫推薦方∞

增效食療方

補血粥
【具體作法】紅棗30克，桂圓10粒，黑糯米100克。將上述三種食材洗淨後，一同放入砂鍋中，加適量清水，大火煮沸，轉小火煮成稀粥狀，煮好後加入少量紅糖調味即成。
【功效】紅棗、黑糯米、紅糖都是補益氣血的佳品，搭配桂圓煮粥，可活血養血，促進血液循環，改善面色萎黃、暗沉問題，久服可使面色紅潤。

當歸枸杞紅棗茶
【具體作法】當歸5克，枸杞15克，紅棗5～8枚。將當歸、枸杞、紅棗洗淨，一同放入茶壺中，沖入沸水，加蓋悶約15分鐘，即可濾出飲用，每日1劑。
【功效】活血散瘀，補血養顏，改善面色暗沉、萎黃等問題，使面色白裡

透紅。茶杯中可加入紅糖或蜂蜜，養血效果更佳。

豬皮紅棗羹

【具體作法】豬皮300克，紅棗8枚，冰糖適量。豬皮去毛和脂肪，洗淨，放入沙鍋中，加水適量，大火煮沸，轉小火燉成粥狀，再加入洗淨的紅棗，煮至棗皮破裂；食用時加冰糖調味即可。每日1劑。

【功效】豬皮富含膠原蛋白，可增加皮膚彈性，緊緻肌膚，搭配紅棗，可活血養顏，改善皮膚鬆弛、膚色暗沉、萎黃等問題。

增效面膜方

白芷當歸面膜

【具體作法】當歸、白芷各等量。將上述藥材共研為細末，放入密封盒中，用時取2～3匙，放入面膜碗中，加溫水調成糊狀。潔面後，用面膜刷均勻塗於面部，敷貼約20分鐘後，用清水洗去即可。每週2～3次。

【功效】白芷可改善人體皮膚微循環，促進皮膚新陳代謝，延緩皮膚衰老，抑制黑色素在組織中過度堆積，提亮膚色；搭配當歸可活血化瘀，加速皮膚的血液循環，美白肌膚，使面色更加紅潤，改善皮膚暗黃問題。

人參茯苓面膜

【具體作法】人參、白朮、茯苓、甘草各等量。將上述藥材共研為細末放入密封盒中，用時取2～3匙，放入面膜碗中，加溫水調成糊狀。潔面後，用面膜刷均勻塗於面部，敷貼約20分鐘後，用清水洗去即可。每週2～3次。

【功效】人參、茯苓、白朮、甘草這四種藥都是補益藥物，搭配使用可抑制「酪胺酸酶」活性和黑色素生長的功效，滋潤肌膚，促進皮膚修復，改善皮膚枯燥、萎黃等問題，延緩衰老。

豆腐美白滋潤面膜

【**具體作法**】新鮮豆腐1塊。豆腐放入碗中壓碎，將壓碎的豆腐裝在乾淨的紗布袋中。潔面後，用紗布袋揉搓臉部5～10分鐘，然後用清水沖洗即可，每週可使用2～3次。

【**功效**】豆腐具有清熱潤燥、生津解毒的功效，可抑制皮膚黑色素沉澱，促進皮膚新陳代謝，滋潤美白肌膚。

溫馨提醒

　　一般補血虛的食物有烏骨雞、雞蛋、豬血、豬肝、黑芝麻、紅棗、小紅豆、蓮子、核桃、胡蘿蔔、黑木耳等。

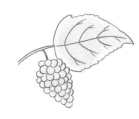

木香止癢湯，趕走皮膚瘙癢

患者小檔案

症狀：皮膚瘙癢、脫屑。

實用小偏方：木香止癢湯，木香10克，炒棗仁20克，陳皮、大腹皮、地膚子、帶皮苓、苦參、白蘚皮、防風、荊芥各9克，浮萍6克，水煎成汁，去渣，濾出湯汁，適口後飲用，每日1劑。也可用此方進行沐浴，效果更佳。

前幾日，一位老家的表叔來我家，想在這邊旅遊幾天，順便探望一下我爸媽，因為家裡小，所以準備讓我去宿舍住幾天，我也就答應了。剛好這幾天天氣轉涼，晚上要值班，於是起了個大早想回家取些厚衣服，剛一進家門，見表叔在客廳坐著，抓個不停，我打了招呼後，問：「表叔，你怎麼了，皮膚過敏嗎？怎麼抓這麼厲害，都抓出痕了。」叔叔不好意思地說：「讓你看笑話了，我今年也不知怎麼回事，皮膚不時地就起癢，癢得直抓，尤其到了這秋冬季節，瘙癢更是難耐，而且有時還會頭暈。」

我看著他癢得不行，便想起家裡有止癢的軟膏，找了出來，給表叔塗抹上，他這才稍微好些了。我見他也沒心情睡覺了，於是收拾完衣服，拉著他去我診所，想幫他診治一番。

皮膚瘙癢症是皮膚無原發性損害，只有瘙癢及因瘙癢而引起的繼發性損害的一種皮膚病，多見於秋冬乾燥季節。中醫學屬「風瘙癢」、「癢風」等範疇。中老年皮膚瘙癢症多由於風燥血虛引起，發作時，瘙癢難耐，皮膚乾燥、脫屑，有明顯抓痕、血痂，面色無華或見頭暈、失眠、舌淡苔薄，脈弦細。我根據表叔的症狀反應，給他開了木香止癢湯。

具體作法：木香10克，炒棗仁20克，陳皮、大腹皮、地膚子、帶皮苓、苦參、白蘚皮、防風、荊芥各9克，浮萍6克，水煎成汁，去渣，濾出湯汁，適口後，飲用，每日1劑。可行氣安神、散風利濕，治療各種頑固性

皮膚瘙癢症。也可用此方，煎煮30分鐘去渣取汁，與2000CC開水一起倒入澡盆中，先薰蒸，然後沐浴，這樣止癢的效果會更好。

　　我給表叔開了一週的藥，讓他持續飲用、沐浴7天看看。開始表叔還不以為然，想著我一個年輕孩子怎麼能治好他的病，但為了能止癢，他還是耐心喝了，喝了三天後，我回家時，他已經好多了，他告訴我，沒那麼癢了，而且晚上睡覺也安穩多了。我心裡很高興，並囑咐他繼續把藥喝完。

∞老中醫推薦方∽

增效食療方

🥣 薏仁綠豆湯
【具體作法】薏仁、綠豆各30克，水發海帶250克，低鈉鹽、雞精粉、芝麻油各適量。將薏仁、綠豆清洗乾淨，海帶洗淨，漂去鹽分，切細絲。將上述食材一同放入燉鍋中，加適量清水，大火煮沸，轉小火燉煮35分鐘，加入鹽、雞精粉、芝麻油即成，每日1劑。
【功效】具有清熱利濕、止癢的功效。

🥣 紅棗桂枝蛋湯
【具體作法】紅棗15克，桂枝6克，乾薑9克，雞蛋2顆，低鈉鹽、雞精粉各少許。將雞蛋帶殼放入清水中煮熟，去殼待用，桂枝、乾薑、紅棗洗淨，放入燉鍋內，加水適量，放入雞蛋煮25分鐘，加入低鈉鹽、雞精粉即成，每日2次，每次吃雞蛋、喝湯。
【功效】具有疏風散寒、止癢的功效，對皮膚瘙癢、風寒侵表型患者食用尤佳。

🥣 金銀花綠豆粥
【具體作法】金銀花10克，綠豆30克，白米100克，白糖30克，將金銀花、綠豆、白米清洗乾淨。白米、綠豆同放入鍋中，加清水適量，大火煮沸，

轉小火煮30分鐘，加入金銀花、白糖，再煮50分鐘即成，每日1劑，分食2次。

【功效】清熱祛風，生津止癢。對風熱外侵型皮膚瘙癢症有較好療效。

增效面膜方

🥣 防風黃耆足浴方

【具體操作】防風、黃耆各20克，當歸15克，黃柏、紅花、川芎、硫黃、苦參各10克。將上藥擇淨，放入藥罐中，加入清水適量，浸泡5～10分鐘後，水煎取汁，放入硫黃混合均勻，放入浴盆中，用毛巾蘸藥外塗患處，待溫度適宜時，足浴。每日1～2次，每次30分鐘，隔日1劑，連續用3～5劑。

【功效】養血益氣，疏風止癢。

🥣 火麻仁雞血藤足浴方

【具體操作】火麻仁30克，雞血藤50克，當歸、赤芍各20克，川芎15克。將上藥擇淨，放入藥罐中，加入清水適量，浸泡5～10分鐘後，水煎取汁，放入浴盆中，用毛巾蘸藥外塗患處，待溫度適宜時，泡雙足30分鐘，每晚1次，7天為1個療程。

【功效】養血，祛風，止癢。主治老年血虛引起的皮膚瘙癢。

🥣 熄風止癢足浴方

【具體操作】生地30克，煆龍牡15克，玄參、當歸、丹參、血蒺藜各9克，炙甘草6克。將上藥擇淨，放入藥罐中，加入清水適量，浸泡5～10分鐘後，水煎取汁，放入浴盆中，用毛巾蘸藥外塗患處，待溫度適宜時，泡雙足40分鐘，每晚1次，7天為1個療程。

【功效】養血潤燥，熄風止癢。主治皮膚瘙癢症。

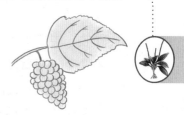

對付濕疹，常用中藥洗浴

患者小檔案

症狀：濕疹，身上有紅色斑塊，瘙癢難耐，皮膚有灼燒感。

實用小偏方：生地黃、板藍根、苦參各30克，白鮮皮50克，黃芩40克，一同放入中藥鍋中，加水適量，煎煮30分鐘，去渣取汁，與3000CC溫水同入浴盆中，適溫後，一邊泡足，一邊用紗布蘸取藥液清洗患處。每晚1次，每次30分鐘，7次為1個療程。

榮先生是經營海鮮生意的商人，十幾年來，一直在附近的市場做買賣，媽媽也常去他店裡買海產、魚、蝦之類的。可最近一段時間，他家的店舖時常會關門，有一次媽媽囑咐我下班帶條魚回來，結果去了他家店關門了，上面還貼著「家中有事」。於是，我只好過幾天再去買。前天下午，我在市場門口碰見榮先生的妻子，便問起店舖沒開的原因。原來，榮先生患了皮膚病，手臂和胸前起大片大片的紅色丘疹、皮膚潮紅、瘙癢難耐、皮膚有灼燒感。醫生告訴他，這是濕疹，開了一些塗抹的藥膏和消炎藥。雖然用了幾天藥，但效果似乎不明顯。現在，榮先生根本沒精神去開店，只是由他老婆偶爾去一趟店裡，給幾個固定的老顧客拿些貨。

我聽後，便提議上門去看看，於是，隨他老婆來到了他家。看過榮先生的病情後，我對榮先生說：「好好休息，你這病不難治，只要用些清熱除濕的中藥湯常清洗患處，再搭配足浴，很快就能好。」榮先生聽後，便來了精神，著急地說：「什麼中藥湯，快告訴我，這濕疹折磨的我快受不了了。」我讓他別心急，用藥需有耐心。然後，讓他老婆找來了筆和紙，開了一種清熱除濕中藥洗浴方劑，並讓她抽時間去中藥房抓7副，用藥一個療程。他老婆拿著藥方不停地點頭，並表示感謝。

我給榮先生開的中藥方叫「生地白鮮皮方」。

具體作法：生地黃、板藍根、苦參各30克，白鮮皮50克，黃芩40克，

一同放入中藥鍋中，加水適量，煎煮30分鐘，去渣取汁，與3000CC溫水同入浴盆中，適溫後，一邊泡足，一邊用紗布蘸取藥液清洗患處。每晚1次，每次30分鐘。7次為1個療程。

　　生地黃、板藍根、苦參都是清熱的良藥，搭配白鮮皮和黃芩，不僅可去除榮先生體內的燥濕，而且還可以清熱解毒、止癢，緩解濕疹帶來的灼熱瘙癢、水皰、丘疹、糜爛等症狀。一般用藥洗浴7次，就能治癒濕疹了。效果好，而且不會給皮膚留疤。一週後，榮先生精神奕奕地來到我門診，一看就知道他的濕疹好了，人又能像以前那樣樂呵呵地做生意了。為了榮先生以後不會再被濕疹纏上，我讓他平時多吃一些薏仁，薏仁不僅除濕，而且對皮膚有保養作用，食用的方法也很多，可用來煮粥，也可用來製作湯羹。榮先生頻頻點頭答應，表示感謝。

❧老中醫推薦方❧

增效食療方

🥄 瓜皮薏仁粥
【具體作法】冬瓜皮、薏仁各30克，車前草15克。將冬瓜皮、薏仁、車前草同放鍋內，加水適量煮粥。每天1劑，連服7～10劑為1個療程。
【功效】健脾，利濕，行水。適用於脾虛濕盛之濕疹。

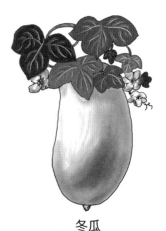

冬瓜

🥄 茅根綠豆飲
【具體作法】鮮茅根30克（切段），澤瀉15克，綠豆50克，冰糖20克。先煮白茅根、澤瀉，20分鐘後，撈去藥渣，再入綠豆、冰糖，煮至綠豆開花蛻皮後，過濾去渣，留汁即可。
【功效】清熱除濕，涼血解毒。適用於濕熱並盛型濕疹。

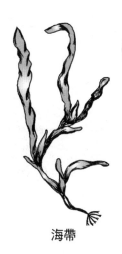

海帶瓜片湯

【具體作法】冬瓜250克，水發海帶100克，紫菜15克，黃酒、醬油、低鈉鹽、雞精粉、麻油各適量。將冬瓜去皮、切片，瓜皮備用。用瓜皮、瓜片同煮湯，棄瓜皮，加入海帶絲，煮沸2分鐘，調入黃酒、低鈉鹽、醬油、雞精粉後，倒入盛放紫菜的湯碗內，淋上麻油。佐餐食。

【功效】清熱護膚，祛濕止癢。適用於濕疹、蕁麻疹等。

海帶

增效經穴方

【具體操作】

以下列順序進行刮痧治療。項叢刮—項三線—太陽刮—面部美容—曲池—外關—內關—神門—合谷—血海—委中三線—足三里—陰陵泉—三陰交—太沖。

【功效】活血祛濕，涼血解毒。輔助治療濕疹。

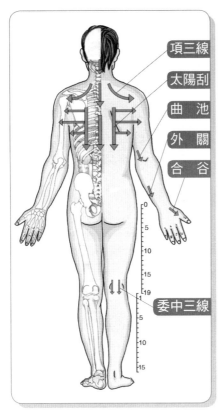

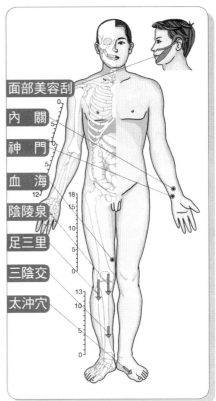

蔥白、蒲公英治雞眼，還你一雙健康的腳丫

患者小檔案

症狀：雞眼皮膚角質厚，呈灰黃色或醋黃色，走路時有壓痛感。

實用小偏方：❶取一棵蒲公英（普通藥店有售），將根部冒出的白色漿液塗在雞眼上，兩、三天雞眼便慢慢向外脫落，一週便脫落乾淨。❷將蔥葉頭割斷，用手擠其液（即蔥葉內帶黏性的汁液）。緩慢塗擦雞眼處，數次可愈。

我舅媽從小就生活在農村，長年累月下地工作，兩個腳板的角質層特別厚，呈灰黃色或蠟黃色，用熱水泡過後可以刮下一層粗皮來。有時走路多了，還會疼痛難忍。她打電話問我有沒有辦法治療這病。我告訴她，她腳上長的是雞眼。

雞眼是由腳上較突出部分的皮膚長期受壓或摩擦而形成的。由於腳負擔著很大的重量，並且經常站立、行走，在這個過程中，會不斷與鞋子產生摩擦，腳部的皮膚因此會增生很厚的角質。隨著行走的增多，角質層會進一步變粗變厚。由於角質層本來就缺乏水分和油分，當累積的角質變厚之後，若不注意保濕、滋潤，就會生成骯髒，且很容易脫皮、龜裂，形成雞眼。如果行走時鞋過緊，或腳部先天性畸形，長期重心固定，使尖端壓迫神經末梢，產生疼痛。如果你的腳上有了雞眼，可以用這個偏方去除。

具體作法：先把腳洗淨，趁濕用刮鬍刀片削掉雞眼頂部，直到能看到裡邊的豎絲為止。取一棵蒲公英（普通藥店有售），將根部冒出的白色漿液塗在雞眼上，兩、三天雞眼便慢慢向外脫落，一週便脫落乾淨。如果

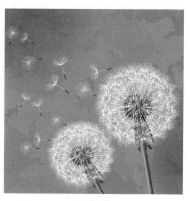

蒲公英

沒有蒲公英，用鮮大蔥效果也是一樣的。將蔥葉頭割斷，用手擠其液（即蔥葉內帶黏性的汁液）。緩慢塗擦雞眼處，效果極佳。

∞老中醫推薦方∞

增效食療方

荔枝核治雞眼

【具體作法】荔枝核適量。將上藥在太陽下晒乾，或置瓦片上（忌用鐵器）焙乾，碾壓成粉，用不加色素的米醋，混合如泥即成。將上藥塗抹患處，荔枝核粉泥須把周圍僵硬的皮蓋嚴，上附脫脂棉，用紗布包紮，每晚將腳燙洗後換洗1次，輕者3～5日，重者10日就可治好。

【功效】用於治療雞眼。

五倍子治雞眼

【具體作法】五倍子、生石灰、石龍腦、樟腦、輕粉、血竭各1克，凡士林12克。各研細粉，調勻（可加溫）成膏即成。先用熱水泡洗患處，待雞眼外皮變軟後，用刀片仔細刮去雞眼的角質層，貼上剪有中心孔的膠布（露出雞眼），敷上此藥，再用膠布貼在上面。每日換藥1次。

【功效】用於治療雞眼。

無花果治雞眼

【具體作法】未成熟的無花果搗爛，敷於患處，每日換藥2次，數日見效。

【功效】用於治療贅疣、雞眼。

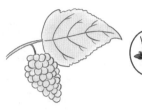

首烏大麻湯，洗去煩人的牛皮癬

患者小檔案

症狀：牛皮癬時常癢痛，撓破後會出水，結疤後依舊會癢。

實用小偏方：首烏大麻薰洗方，生首烏、大胡麻各50克，生地黃、白蘚皮各30克，當歸15克，夜交藤40克。將以上中藥同入鍋中，加水適量，煎煮30分鐘，去渣取汁，先薰蒸，再用一塊乾淨的紗布擦洗患處，每日早晚各1次，每次30分鐘，7天為1個療程。

　　林伯伯年輕時膝蓋上患上了牛皮癬，時常會癢痛難耐，有時只有用手撓破了，才不癢，但是沒過幾天，傷口一結疤，還是會癢起來，雖然也用過很多消炎止癢的藥膏治療過，但效果並不好，也不知道是不是有了抗藥性，有時塗抹前兩天還有效，後面就沒效了，病情反反覆覆，弄得人簡直沒法正常生活、工作，也因此，林伯伯雖然還沒到年齡，就提早退休了。

　　牛皮癬又稱銀屑病，是一種常見的慢性炎症性皮膚病，常發生於頭皮和四肢伸面，尤其是肘和膝關節附近。其特徵是在紅斑上反覆出現多層銀白色乾燥鱗屑，剝去鱗屑有明顯的出血點。中醫稱之為「白疕」，古醫籍亦有稱之為松皮癬。其特徵是出現大小不等的丘疹、紅斑，表面覆蓋著銀白色鱗屑，邊界清楚，好發於頭皮、四肢伸側及背部。男性多於女性。牛皮癬春冬季節容易復發或加重，而夏秋季多緩解。

　　林伯伯聽說我這裡有很多偏方可以治療疾病，於是便來到我的診所，要我幫他看看，有什麼方法可以徹底治好這煩人的牛皮癬。我看了看林伯伯的牛皮癬患處，皮膚紅疹很明顯，皮膚邊緣還有部分瘀血紅疹和長期結疤留下的黑暗皮膚。我又幫林伯伯號了脈，舌紅紫，脈弦滑，體內濕氣較重。於是，我給林伯伯推薦了首烏大麻薰洗方。

　　具體作法：生首烏、大胡麻各50克，生地黃、白蘚皮各30克，當歸15克，夜交藤40克。將以上中藥同入鍋中，加水適量，煎煮30分鐘，去渣取

汁，先薰蒸，再用一塊乾淨的紗布擦洗患處，每日早晚各1次，每次30分鐘，7天為1個療程，大約使用3個療程，就可消除牛皮癬。可養血、潤燥、止癢，緩解牛皮癬引起的脫屑、紅腫、癢痛等不適感。為了避免復發，可在牛皮癬消失後，再接著薰洗1個療程，鞏固病情。

林伯伯聽後興奮不已，說：「醫生，我就在您這裡抓藥，回家我就按照方法薰洗。」大概兩週後，林伯伯打來電話告訴我，他的牛皮癬已經控制住了，患病的皮膚沒有以前那麼癢了，於是，我囑咐他持續用藥，直至皮膚長出新皮後，再來復診。

∞ 老中醫推薦方 ∞

增效食療方

柴葛解肌湯
【具體作法】石膏（先煎）25克，柴胡、葛根、茵陳、苦參、黃柏、蒲公英、紫花地丁、元參、金銀花、連翹、穿山甲各15克，桔梗、赤芍各12克，生甘草、白芷、川芎各10克，大黃5克。每日1劑，水煎服。
【功效】辛涼解肌表邪氣。主治銀屑病。

九味消銀散
【具體作法】白花蛇舌草、烏梢蛇各60克，三七粉、苦參各50克，白鮮皮、土槿皮、赤芍、丹參、當歸各30克。將上藥共研為細末，裝入0.3克膠囊。用藥前3天每日1粒；用藥第4～6天，每日3次，每次2粒；以後為每日3次，每次2粒，均為飯後服用。20天為1個療程。
【功效】清熱解毒，涼血活血。主治銀屑病。

生元飲
【具體作法】生地黃、玄參各15克，梔子12克，板藍根15克，蒲公英10克，紫花地丁12克，野菊花10克，貝母、土茯苓各12克，桔梗、當歸、赤

芍、天花粉各10克，甘草6克。每日1劑，水煎服。

【功效】清營解毒，清熱活血。主治銀屑病。

增效外用方

苦參醋液方

【具體操作】苦參200克，陳醋適量。將苦參擇淨，放入醋液中，密封浸泡5～7天即成。使用時局部常規消毒後，用棉花棒蘸本品外塗患處，每日早晚各1次，連續7～10天。

【功效】清熱利濕，消腫散結。高濃度的醋酸有脫水作用，可使患部皮膚萎縮，患處呈灰白色，隨著角質的脫落和溶解，患處也會逐漸長出新皮。

徐長卿苦參酊方

【具體操作】徐長卿30克，苦參50克，75%乙醇適量。將兩味藥擇淨，放入乙醇中，密封浸泡5～7天即成，使用時，局部常規消毒後，用棉花棒蘸取本品外塗患處，每日早晚各1次，連用7～10日。

【功效】清熱利濕，消腫止癢。

蟬衣菊花方

【具體操作】蟬衣、生地、苦參各20克，野菊花、皂角刺、銀花藤各30克，荊芥、防風各15克。將以上中藥同入鍋中，加水適量，煎煮30分鐘，去渣取汁，與40℃的溫水3000CC同入泡足桶中，一邊泡足一邊用紗布蘸藥液清洗患處。每晚1次，每次30分鐘。7天為1個療程。

【功效】散風清熱，消腫止癢。

按揉懸厘穴，治療暈眩、耳鳴的急救方

患者小檔案

症狀：暈眩、耳鳴。

實用小偏方：❶短暫性的耳鳴，只需用手指捏住鼻子，緊閉上嘴，然後用力吐氣，讓氣從兩個耳朵出去，幾秒鐘就能恢復如初。❷每日用拇指指端按揉懸厘穴30～60次，不久你會感受到眩暈在消失，耳鳴在減弱。

　　一天，我陪爸爸去李伯伯家做客，酒足飯飽後，李伯伯對我說：「你能給我看看嗎？我的耳朵最近老發出嗡嗡的聲音。這種聲音有強有弱，有長有短。聲音強時，宛如地下火車煞車的『刺嚓』聲，弱時只會感到耳內有不適，頭暈腦脹。」我問他：「這種感覺從何時開始？」李伯伯笑笑說：「嗨，這我可記不得了，我這人神經大條的，對自己的身體並不注意，感覺上，大概有一段時間了吧。」

　　我幫李伯伯號了脈，仔細查看了一下，告訴他，這是短暫性耳鳴。耳鳴可能是多種疾病的表現，特別是老年人耳鳴的原因更多，在正常情況下，耳朵的功能是隨著年齡的增長而衰退的。同時耳朵又容易受到外界各種因素的影響，如受到飲酒、吸菸、噪聲等長期的不良刺激後，易引起耳鳴、耳聾、眩暈等症狀。

　　李伯伯聽後趕緊問，能治嗎？我告訴他，先教他一些簡單的急救方法，很管用。老年人短暫性的耳鳴，只需用手指捏住鼻子，緊閉上嘴，然後用力吐氣，讓氣從兩個耳朵出去，幾秒鐘就能恢復如初。

　　當然，要想有好的效果，就要常按摩足少陽膽經的懸厘穴。懸厘穴位於頭維穴至曲鬢穴弧形連線的下1/4與上3/4交點處。每日用拇指指端按揉30～60次，不久會感受到眩暈在消失，耳鳴在減弱。當然，治療暈眩耳鳴，中醫還有不少良方，臨床效果不錯，這裡，我很樂於講述得多一些，

以備大家不時之需。

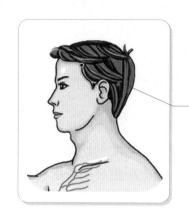

> 懸厘　在頭部鬢髮上，當頭維與曲鬢弧形連線的上3/4與下1/4交點處。

具體作法：

❶熱鹽枕耳：取鹽適量，炒熱，裝入布袋中，以耳枕之，袋涼則換，持續數次，即可見效。

❷葵花子湯：取葵花子殼15克，放入鍋中，加水1杯，煎服。日服2次。

❀老中醫推薦方❀

增效食療方

🍚 豬腰子粥

【具體作法】豬腰子1對，白米60克，蔥3段。將腰子去臊腺筋膜，切成黃豆大的小丁，蔥切碎，白米淘1次，同放鍋內，加料理酒及花椒水少許，再加清水適量，急火燒開後改中火熬至粥爛即可。每日1劑做早餐食，連服7～10週。

【功效】補腎益精。適用於腎精虧損型耳鳴、耳聾。

🍚 桑葚糖

【具體作法】桑葚200克，白糖500克。將白糖放鋁鍋內，加適量水，小火熬至稠時，加入桑葚末調勻，繼續熬至挑起成絲狀時，停火。將糖汁倒入塗有熟植物油的搪瓷盤內，晾涼，用刀切成小塊即可。

【功效】滋補腎陰，養血。可用於腎陰虛所致之耳鳴、耳聾。

棗柿餅

【具體作法】柿餅、紅棗各30克，山萸肉10克，白麵粉100克，植物油少許。柿餅去蒂切塊；紅棗洗淨去核。將柿餅、紅棗、山萸肉（洗淨）烘乾，研成細末，與麵粉混勻，加清水適量，製成小餅。用植物油將小餅烙熟即可。早、晚餐服用。

【功效】健脾胃，滋肝陰。適用於肝陰不足、脾胃虛弱而致之耳鳴耳聾。

增效經穴方

【具體操作】

❶推擦耳法：用兩手掌面橫放在兩耳廓上，均勻用力向後推擦，回手時耳背帶倒再向前推擦，往返交替30～50次，以兩耳出現熱感後為止。

❷掩耳彈腦（鳴天鼓）：用兩掌的掌心緊按住兩耳孔，餘指放在頸後。兩手食指的指面架在中指的指背上，輕輕敲擊後頭枕部30～50次。接著，手指緊貼住後頭枕骨部不動，掌心驟然離開耳孔，放開時，耳內出現咚咚的響聲，如此連續開閉放響10次。

❸指擦耳後：兩手食指與中指分開，用食指的內側面分別貼附在兩側耳後（相當於耳穴降壓溝處），做上下推擦，至耳後出現熱感後為止，或約1分鐘。

❹揉按腦後：以兩手拇指的指腹揉按位於枕後、枕骨粗隆直下凹陷中的風池穴30～50次。接著，用兩掌反覆按摩枕後、耳背後乳突部約1分鐘。

【功效】促進耳局部血液循環作用及調整耳神經的功能，進而刺激聽覺，防止耳聾、耳鳴的發生。此法可早晚各進行1次。

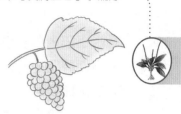

眼紋眼袋，敷眼猜不出年齡

患者小檔案

症狀：眼周皮膚乾澀、眼紋、眼袋。

實用小偏方：❶用馬鈴薯片敷眼，取馬鈴薯一個，去皮，洗淨，切成薄片。潔面後，躺在床上，將馬鈴薯片敷在眼上，等約15分鐘，再用清水洗淨即可，每日1次。❷用茶葉包敷眼，用兩個茶葉包（紅茶除外），浸入冷水中，閉眼，將茶包敷貼在眼部，約15分鐘後取下，每週1～2次。

人常說「人老眼先老」，這個一點也不假。隨著年齡的增長，人體機能的衰退，細胞慢慢老化，不再豐潤。許多年齡偏大的女性都會大量使用化妝品，以求容顏美麗。提到眼袋，愛美的女士肯定不會陌生。梳粧檯上那些琳琅滿目的瓶瓶罐罐中，必定有幾款是專門用來對付它的。前幾天來診所的趙女士就是專門看眼袋的。

趙女士是一位教師，年輕時就戴上了眼鏡，當時看上去還真有淑女的模樣，人不僅文靜，而且知識淵博，現在年近四十了，眼周的皮膚開始鬆弛，出現眼袋、眼紋，這讓她不得不經常去買昂貴的保養品來抑制，但效果時好時壞，使得她整天為這擔心，丈夫也因此總說她浪費。

我看了看趙女士的眼周，眼紋很深，特別是笑的時候更嚴重，眼圈水腫得厲害，眼袋長度大約4公分，下拉近2公分。乍一看下來，就好像兩個眼睛下面各長了一塊肉一樣。看著趙女士愁眉苦臉的樣子，我安慰了她幾句，並開出幾個方子供她選擇。我給趙女士開了兩個方子，一種是馬鈴薯片敷眼，二是茶葉包敷眼，交替使用。趙大姐很納悶，這些都是很普通的食材，怎麼能消除眼紋、眼袋呢？

我告訴她，眼紋是由於眼周皮膚缺水、乾燥引起，剛開始紋路會很細，但如果不注意保養，眼紋會逐漸加深。而眼袋是指下眼瞼部組織鬆

弛、眶隔內脂肪堆積過多，出現皮膚水腫、下垂的外形。這些問題的產生一方面說明她的皮膚缺少水分和營養，另一方面也說明她正在衰老。而推薦的兩種食材，正好能緩解這些問題。

馬鈴薯是抗衰老的食物之一，它含有豐富的維生素及大量的優質纖維素，還含有微量元素、胺基酸、蛋白質、脂肪和優質澱粉等營養元素。經常吃馬鈴薯的人身體更健康，老得慢。另外，馬鈴薯也是呵護肌膚、保養容顏的極佳選擇。

具體作法：取馬鈴薯一個，去皮，洗淨，切成薄片。潔面後，躺在床上，將馬鈴薯片敷在眼上，等約15分鐘，再用清水洗淨即可，每日1次。馬鈴薯汁液直接塗在臉上，增白效果十分明顯，有很好的呵護肌膚、保養容顏的功效。我們的皮膚容易在炎熱的夏天被晒傷晒黑，馬鈴薯汁對清除色斑的效果也很明顯，並且沒有副作用。

茶葉也是一種抗衰老的飲品，它含有咖啡因、單寧、茶多酚、蛋白質、游離胺基酸、葉酸、胡蘿蔔素、維生素A、維生素C、維生素E等多種微量元素，具有生津止渴、消炎解毒、明目除煩、消水腫、消腫的功效，可消除眼袋，美白肌膚，為皮膚補充水分，使皮膚白皙、水嫩。

具體作法：取茶葉適量。用兩個茶葉包（紅茶除外），浸入冷水中，閉眼，將茶包敷貼在眼部，約15分鐘後取下，每週1～2次。趙女士聽我說了這些，感覺有些道理，於是決定回家試試。半個月過後，她就感覺眼睛好多了，不沉不墜了，眼袋也明顯縮小了，而且眼周的紋路似乎也紓展了許多，眼睛也不乾澀了，相信只要她耐心繼續敷用，一定可以收到很不錯的效果。

❧老中醫推薦方❧

增效食療方

🥄 **杏仁松子豆漿**

【具體作法】黃豆70克，甜杏仁10克，松子5克，冰糖適量。黃豆用清水浸

泡6～10小時，撈出洗淨；甜杏仁洗淨，碾碎；松子去殼，碾碎；將泡好的黃豆、甜杏仁、松子一同放入全自動豆漿機中，加入適量水至上下水位線之間，接通電源，按下指示鍵，煮至豆漿機提示豆漿煮好，即可飲用。

【功效】甜杏仁能促進皮膚微循環，與松子搭配製成豆漿，可潤膚養顏，緊緻肌膚。

枸杞洋參茶

【具體作法】枸杞8克，西洋參切片5片。將枸杞與西洋參切片一同置於茶杯中，以沸水沖泡，燜約10分鐘，即可代茶飲用。

【功效】滋陰補腎，補充體力，抗疲勞，為皮膚補充水分，緩解眼睛乾澀，消除眼袋、眼紋。

黑木耳炒豬肝

【具體作法】黑木耳（水發）50克，豬肝400克，薑末、蔥末、低鈉鹽、雞精粉各少許，植物油適量。將水發黑木耳洗淨，去蒂；豬肝洗淨，切片；鍋中倒適量植物油，燒至六分熱，下薑末、蔥末爆香，再放入豬肝，大火爆炒，炒至變色後，下黑木耳，翻炒片刻，放入低鈉鹽、雞精粉調味，再炒片刻，即可出鍋。

【功效】明目祛翳，健脾補腎。有效對抗衰老，美容養顏。

增效眼膜方

絲瓜眼膜

【具體作法】絲瓜1根，取未成熟的絲瓜去皮、籽，搗成泥，潔面後，將絲瓜泥均勻塗在眼部周圍，並用手加以按摩，約15分鐘後，用溫水洗去。每週2～3次。

【功效】絲瓜有抗過敏、潔膚、防皺的功效。

蜂蜜蛋黃眼膜

【具體作法】蛋黃1個，蜂蜜1匙，橄欖油2滴。將雞蛋用筷子打散，加入1匙蜂蜜調勻，再加入橄欖油調勻。潔面後，將眼膜均勻塗在眼部周圍，並用手加以按摩，約15分鐘後，用溫水洗去。每週使用1～2次。

【功效】潤膚防皺。

牛奶眼膜

【具體作法】脫脂奶50CC。先把牛奶放入冰箱冰鎮，再取棉片浸入冰鎮牛奶中，潔面後，將棉片敷貼在眼部周圍，並加以按摩，約20分鐘取下，每天早晚2次，每次10分鐘。

【功效】消除眼袋、眼紋。

溫馨提醒

　　針對新陳代謝的節奏和吸收能力的不同，早晚應分別選用具有不同功效的眼部護膚品，早晨可選用柔和的凝露，以活化肌膚；晚上則使用含有滋養成分的眼部精華液，促進眼部肌膚修復和保養。塗抹時，應用力道最柔和的無名指，均勻塗抹眼霜後，要注意按摩，可先用手無名指沿下眼尾按揉至眼眉，再向上滑一圈，然後再沿著眉骨，從眼頭滑向眼尾，適當的按摩可促進眼膜的吸收。

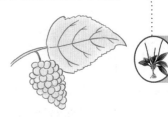

廚房調料治牙痛，止痛效果好

患者小檔案

症狀：牙痛，牙齦上火，紅腫。

實用小偏方：取花椒15克，米酒50CC，將花椒泡在酒內10～15天，濾去花椒即成。一般牙痛，可用花椒酒漱口；如果是齲齒，可用棉球蘸此酒塞牙洞內。

俗話說：「牙痛不算病，痛時能要命。」可見牙痛給人造成的痛苦之大。去醫院治療，基本上也是根據抗菌、消炎、止痛的原則採取治療措施。其實，小小的廚房之物—花椒，就能治療牙痛。

對門賈大哥就親身試驗了這個偏方。這天我陪李伯伯去他家做客，一開門，發現他原本清瘦的臉竟然腫了大半邊，眼睛紅得冒火，和我打招呼都聽不清楚在說什麼。原來他牙齦上火了，導致整個牙床痛得他整夜都沒睡好。我讓他張開口，牙齒沒有蟲洞，這確定是牙齦炎無疑了。

具體作法：找幾粒花椒過來。讓患者側躺在床上，將壞牙一側的臉部朝下，然後讓他張開口，用鑷子夾住花椒和味精放在他的牙齒上，最後用棉球覆蓋，讓患者咬住棉球，5分鐘後，賈大哥摸了摸腫脹的半邊臉，吐掉口中的棉球說：「哎呀，好了，不疼了！」

這個方法之所以有效，主要靠的是花椒。研究證明，花椒中含有的揮發油對6種以上的細菌、11種以上的真菌有較好的殺滅作用，還含有能消炎止痛、抑制局部炎症的成分，對牙齦炎之類的感染性牙病能發揮治本的作用。

花椒除了和味精組合能治牙痛外，和米酒相配治牙痛效果也不錯。米酒本身就有殺菌效果，再加上富含乙醇的特質，能更好地把花椒裡的成分溶解出來，發揮最大的消毒作用。

具體作法：取花椒15克，米酒50CC，將花椒泡在酒內10～15天，濾去

花椒即成。一般牙痛可用花椒酒漱口；如果是齲齒，可用棉球蘸此酒塞牙洞內。

　　如果家裡一時找不到花椒和米酒，用陳醋漱口也能應急。萬一出門在外，牙痛發作，還可以按壓合谷穴。合谷穴的位置在大拇指和食指的虎口間，離虎口邊緣2～3公分的位置。當你左邊牙痛的時候，去找右手的合谷穴，反之就是左手。稍微用力按壓幾分鐘後，疼痛立刻就會減輕。

溫馨提醒

　　當老年人突然牙痛，千萬不要忘了心源性牙痛的可能性。臨床觀察發現，心臟缺血引起疼痛時，患者有時並不會感覺胸口不適，卻會感到牙痛、喉嚨痛或者手臂痛。鑑別起來並不難，這種心臟疾病引起的壓痛，針對牙齒局部治療是沒效果的，如果含一個硝酸甘油片不能迅速緩解壓痛的話，要想到有可能是心絞痛甚至心肌梗塞的原因。

老中醫推薦方

增效食療方

骨碎燉豬蹄

【具體作法】菟絲子30克，骨碎補、川牛膝各20克，川斷15克，豬蹄2個。將上述4味藥用紗布包好，和豬蹄一起放入鍋中，加水及黃酒適量，燉至豬蹄熟。吃豬蹄喝湯。每天1次。

【功效】補腎強骨，活血化瘀。治療腎虛腰痛、牙齒鬆動等症。

清胃敗毒湯

【具體作法】當歸、黃連各6克，生地12克，丹皮、黃芩、升麻各9克，生石膏30克，將上述藥物加水煎至300CC，每日1劑（雙煎），分2次溫服，連服3～5日即可治癒。

【功效】清胃敗火，續傷止痛。有效治療牙痛。

炒馬齒莧

【具體作法】鮮馬齒莧250克，調料適量。將馬齒莧切段，大火炒，加入調料。佐餐吃，每日1劑。

【功效】清熱解毒，散血消腫。適用於胃火上蒸型牙痛。

增效經穴方

【具體操作】

❶按揉面部的四白、巨髎、地倉、下關各30～50次，力道輕柔。

❷按壓下頷部的大迎30～50次，力道適中，以有痠脹為宜。

❸按揉太陽穴50次，力道以產生局部痠痛感為宜。

❹用中指指端點揉承漿、頭維、夾承漿各50～100次。

❺按揉首面穴30～50次，力道適中。

❻推左右橋弓各10次，力道適中。

❼按揉風池穴10～20次。

❽按揉摩擦面頰部2～3分鐘，以產生溫熱感為佳。

❾棒推耳部牙痛點、喉牙、神門各3分鐘，頻率每分鐘90次，力道以柔和為宜。

【功效】清熱解毒，散血消腫。緩解牙痛。

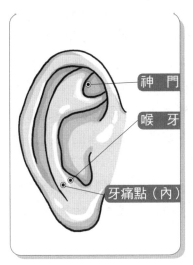

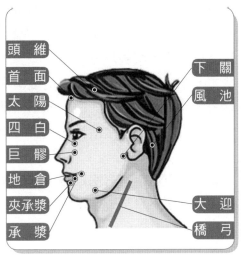

老年白內障，按摩療法幫你忙

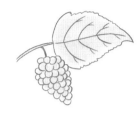

患者小檔案

症狀：白內障，視物不清。

實用小偏方：❶閉著眼睛，用食指、中指、無名指的指端輕輕地按壓眼球，也可以旋轉輕擠按穴位揉。不可持續太久或用力揉壓，20秒鐘左右就停止。❷雙手的各三個手指從額頭中央，向左右太陽穴的方向轉動搓揉，再用力按壓太陽穴，可用指尖施力。如此眼底部會有舒服的感覺。重複做3～5次。❸拇指腹部貼在眉毛根部下方凹處，輕輕按壓或轉動。重複做3次。眼睛看遠處，眼球朝右-上-左-下的方向轉動，頭部不可晃動。

魏爺爺的公司每年都會組織大家進行一次公費體檢，算是對老員工的福利活動。通常都是血、尿、便、肝功能、五官檢查等常規專案。對於眼部檢查，大家都沒怎麼重視，常常是醫生口頭詢問，讓大家自報視力狀況，沒有更進一步的深入檢查。

最近半年來，魏爺爺總感覺視物模糊，且淚水直流，到醫院進行檢查，發現患有早期老年白內障。提醒廣大老年朋友，當你發現自己視力下降，應警惕是否患了白內障。因為人類眼部的晶狀體和身體其他部位一樣，也會衰老的，其表現就是水分減少，晶體核心部失水而質地變硬，且年齡愈大，硬化程度愈高。如果這種情況長期發展下去的話，其硬化部分就會變白，最終發展成為「白內障」。當然，水分的減少並不是唯一的表現，還有蛋白質中部分水溶性的物質，也會變成不溶於水的類蛋白而成為硬蛋白等。

目前，白內障手術方法眾多，器械先進，因此不必為此過分擔憂，但也不能過於麻痺。早發現、早治療可使病情穩定。我告訴魏爺爺，清水洗眼可緩解早期白內障。

具體作法：將水倒入臉盆，臉浸入水中，睜開眼睛，眼球上下移動3次，左右移動3次，反覆如此，每天持續練習2次。此外，經常施以眼部按摩，也能緩解白內障病情發展。

　❶按壓眼球法：閉著眼睛，用食指、中指、無名指的指端輕輕地按壓眼球，也可以旋轉輕擠按穴位揉。不可持續太久或用力揉壓，20秒鐘左右就停止。

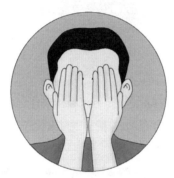

雙掌燙目

　❷按壓額頭法：雙手的各三個手指從額頭中央，向左右太陽穴的方向轉動搓揉，再用力按壓太陽穴，可用指尖施力。如此眼底部會有舒服的感覺。重複做3～5次。

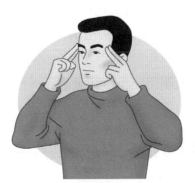

揉太陽穴

　❸按壓眉間法：拇指腹部貼在眉毛根部下方凹處，輕輕按壓或轉動。重複做3次。眼睛看遠處，眼球朝右-上-左-下的方向轉動，頭部不可晃動。

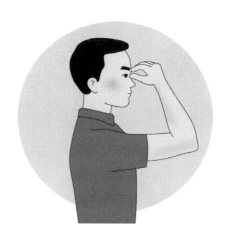

　　以上這些方法都能消除眼睛疲勞，讓眼睛充分休息，刺激容易老化的眼睛肌肉，使之得到氣血的充分滋養，變得水汪汪、晶瑩透亮。

❧老中醫推薦方☙

增效食療方

芝麻枸杞粥
【具體作法】黑芝麻、枸杞、何首烏各15克，白米100克。黑芝麻洗淨晾乾，炒香研末；何首烏煎煮兩次，去渣取汁，與白米、枸杞、黑芝麻共同熬粥。每日服1次。
【功效】補肝益腎，養血明目。治療頭暈眼花、鬚髮早白。

銀菊茶明目飲
【具體作法】銀花、菊花各10克。將銀花、菊花用開水浸泡，代茶飲。
【功效】疏風清熱，清腦明目。銀花疏風清熱，兼能解毒；菊花清頭明目。兩者合用，則疏風清熱、明目作用更強。

蛋鬆拌三絲

【**具體作法**】雞蛋4顆，粉絲、胡蘿蔔各100克，藕150克，香油100CC，白醬油、花椒油、辣椒油各15CC，鹽3克，雞精粉、嫩薑絲、蔥花、醋各適量，鹽少許。先將雞蛋打開入碗，用筷子打散成糊，加入鹽攪勻；然後置鍋於中火上，加入香油，待油燒至四分熱時，高舉漏勺倒入蛋糊，使之慢慢漏入油鍋，將其炸成黃色，並邊炸邊撈出，擠去油汁抖開即成蛋鬆；最後將胡蘿蔔、藕洗淨，刮去薄皮切成細絲，粉絲放入溫水發軟洗淨，撈出再同蘿蔔絲、藕絲同入熱水鍋中煮沸取出瀝去水分，裝盤加入薑絲、蔥花、白醬油、花椒油、辣椒油、香油、醋、鹽、雞精粉調勻即成。

【**功效**】滋腎明目，維生素A及鈣質極為豐富，為維護視力之佳餚。

常嚼枸杞，讓你的口不再乾渴

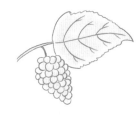

患者小檔案

症狀：口乾舌燥，喝水後有緩解，但很快又渴，食不知味。

實用小偏方：❶端坐或自然站立，舌抵上齶，精神內守。以舌在口中攪動，用力要柔和自然，然後用舌尖頂住上齶部1～2分鐘，促使腮腺、舌下腺分泌唾液，待口中唾液滿時，分多次將津液嚥下。❷每日睡前慢慢嚼食枸杞（30克左右為宜），一般10天後就會見效。

很多人長時間不停地說話後，就會感覺口乾舌燥，一般情況下歇口氣、喝喝水就能緩解，但隨著年齡增加，產生口乾症狀的原因就不僅僅是講話多，運動量大了。

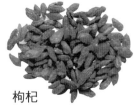

枸杞

前一陣子，遇到一個中年朋友，從交談中得知他的母親近幾年來深受口乾症困擾，如果長時間不停地說話，就會感覺口乾舌燥，以前歇口氣、喝喝水就能緩解，但隨著年齡增加，一個晚上要起來喝幾次水，且常常食不知味。

從中醫角度來說，如果排除支氣管擴張藥、抗帕金森病藥、抗過敏藥等藥物導致的口乾，則是由於器官衰退，分泌唾液的腺體功能下降所致。對此，採取「嚥津」非常有效。

古代養生家認為，咽津有灌溉五臟六腑、滋潤肢體肌膚、延緩機體衰老之效。

具體作法：端坐或自然站立，舌抵上齶，精神內守。以舌在口中攪動，用力要柔和自然，然後用舌尖頂住上齶部1～2分鐘，促使腮腺、舌下腺分泌唾液，待口中唾液滿時，分多次將津液嚥下。嚥時意識由口腔轉移到「丹田」。初練此功時津液不多，久練自增。此功清晨、午休、睡時都可做，多做效果更佳。

我還告訴朋友，叫他母親在每日睡前慢慢嚼食枸杞（30克左右為宜），一般10天後就會見效。

枸杞味甘，有補腎益精、養肝明目、潤肺生津等功效，是一味著名的補陰中藥，對於陰液缺乏的老年口乾症患者十分有效。現代醫學研究也發現，枸杞具有清除體內自由基、調節免疫、延緩衰老的作用。此外，它還能有直接刺激唾液腺分泌唾液的功能，而且咀嚼動作本身就能刺激唾液的分泌。

因此，這則方子對於陰液缺乏的老年口乾症患者十分有效。大約半個月後朋友告訴我，他母親照偏方嚥津，再加上睡前咀嚼枸杞，現在已經不再口乾了，胃口也好了。

溫馨提醒

老年人的口乾症除了因唾液腺功能退化引起之外，也有可能是由其他疾病、精神因素引起。比如患有糖尿病、乾燥綜合症等，長期焦慮、孤獨、精神緊張，這種精神狀態會使流入唾液腺的血液減少，導致唾液分泌減少。因此，當發現家中老人常口乾時，最好能去醫院做一些詳細檢查，排除疾病因素。

∞老中醫推薦方∞

增效食療方

枸杞葉羊腎粥

【具體作法】枸杞葉250克，羊肉60克，羊腎1副，白米60～100克，蔥白2莖，低鈉鹽適量。將羊腎剖開，去筋膜，洗淨，切碎；羊肉洗淨切碎，先煮枸杞葉，去渣取汁；用枸杞葉汁同羊腎、羊肉、白米、蔥白煮粥。粥成入低鈉鹽調勻，稍煮即可。

【功效】溫腎陽，益精血，補氣血，調補腎虛，緩解因腎虛引起的口乾。

鮮蘆根汁

【具體作法】鮮蘆根2000克。鮮蘆根洗淨，榨汁，分次當茶飲，每次100CC，每日3～5次。

【功效】清熱，解毒，利濕，生津，緩解口乾、口渴症狀。

枸杞青筍炒肉絲

【具體作法】枸杞100克，瘦豬肉500克，熟青筍100克，豬油100克，低鈉鹽12克，白糖6克，雞精粉3克，紹興酒3CC，芝麻油15CC，水豆粉30克，醬油10CC。將豬瘦肉片去筋膜，切成長7公分的絲；青筍切成同樣大的細絲。將炒鍋燒熱，用油滑鍋，再放入豬油，將肉絲、筍絲同時下鍋劃散，烹入黃酒，下入白糖、醬油、低鈉鹽、湯、雞精粉攪勻，投入枸杞，翻炒幾下，淋入芝麻油推勻，起鍋即成。

【功效】枸杞滋補肝腎，瘦豬肉滋陰潤燥；熟青筍益胃消食；豬油補虛潤燥；水豆粉清熱解毒，寬中下氣。治療陰虛貧血之面顴潮紅、頭暈耳鳴、口乾咽燥等症。

增效足浴方

花粉葛根足浴方

【具體操作】花粉、鮮蘆根各30克，葛根15克，蒼朮、五味子、丹參各10克，茱萸6克，川芎4克，麥冬9克。將上藥加清水適量，浸泡20分鐘，煎數遍，去藥液與1500CC開水同入泡足桶中，趁熱薰蒸，待溫度適宜時，泡洗雙腳，每天2次，每次40分鐘，15天為1療程。

【功效】益氣養陰，生津止渴，清熱瀉火，益腎縮尿，活血化痰。

柚子皮玉米鬚足浴方

【具體操作】新鮮柚子皮200克（乾品100克），玉米鬚100克。將上2味藥洗淨後切碎，同入鍋中，加水適量，煎煮30分鐘，去渣取汁，與3000CC開水同入泡足桶中。先薰蒸，後泡足。每晚1次，每次30分鐘。15天為1個療

程。

【功效】清熱生津，止渴祛痰。緩解口乾症。

雙皮天花粉足浴方

【具體操作】西瓜皮、冬瓜皮各50克，天花粉15克。將上藥加清水2000CC，煎至水剩1500CC時，澄出藥液，倒入腳盆中，先薰蒸，待溫度適宜時，泡洗雙腳，每晚臨睡前泡洗1次，每次40分鐘，20天為1個療程。

【功效】清熱，祛濕，利水。緩解中老年口乾、口渴症狀。

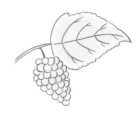

豬肝養血明目，夜盲患者不再憂

患者小檔案

症狀：夜間或光線暗時，視物不清或不能視物。

實用小偏方：❶豬肝羹：取豬肝100克，雞蛋2顆，豆豉、蔥白、低鈉鹽、雞精粉各適量。豬肝洗淨，切成片。將豬肝放在鍋中，加入適量的水，用小火將豬肝煮熟，加入豆豉、蔥白，再打入雞蛋，加入低鈉鹽、雞精粉等調味。❷胡蘿蔔燉豬肝：豬肝100克，胡蘿蔔200克，低鈉鹽適量。將豬肝、胡蘿蔔洗淨，切片，共放鍋內，加低鈉鹽和水適量，煮熟即食。日服2～3次，每日1劑。

我有一位朋友患有夜盲症，當我們無意看到他一個人走在光線昏暗的街道，分不清是月光、星光還是燈光的時候，都會為此擔心不已。後來他聽從我的建議，從飲食方面著手調理，漸漸地在晚上也能很清晰地看東西了。

今天我們就來談談夜盲症，希望我的建議能幫助更多的患者。夜盲症是對弱光敏感度下降，暗適應時間延長的重症表現。多為視神經和視網膜退行性變和萎縮，維生素A缺乏所致，屬於中醫學的「雀盲」或「高風雀目」範疇。其主要特點為雙目外觀正常，每到夜間或光線暗處即視物不清或不能視物。

在飲食中加入一些肝臟的食物，應該是防治夜盲最方便最有效的方法。為什麼會這樣說呢？在中醫看來，「肝開竅於目」、「肝受血而能視」、「肝腎同源」，說得簡單點，五臟六腑之精氣，透過血液運行於目，因此眼睛與五臟六腑都有著內在的聯繫，其中尤以肝與眼睛的關係最為密切。如果肝腎兩虧，精血不足，眼睛即失去營養，會出現乾澀、視物模糊，甚至夜盲症。正所謂「以臟養臟」，動物肝臟對補肝是非常好的。

這裡重點說說豬肝。豬肝中鐵質豐富，還含有豐富的維生素A，能保

護眼睛，維持正常視力，防止眼睛乾澀和疲勞。下面介紹兩種豬肝食療方。

具體作法：

❶豬肝羹：取豬肝100克，雞蛋2顆，豆豉、蔥白、低鈉鹽各適量。豬肝洗淨，切成片。將豬肝放在鍋中，加入適量的水，用小火將豬肝煮熟，加入豆豉、蔥白，再打入雞蛋，加入低鈉鹽、雞精粉等調味。此羹味道鮮美，不會像喝中藥那樣難以下嚥，適於長期食用。

❷胡蘿蔔燉豬肝：豬肝100克，胡蘿蔔200克，低鈉鹽適量。將豬肝、胡蘿蔔洗淨，切片，共放鍋內，加低鈉鹽和水適量，煮熟即食。日服2～3次，每日1劑。此湯有養肝明目之效，適用於夜盲症、視力減退。

每天早餐吃雞蛋牛奶羹，也具有補血養肝的功效。取雞蛋1～2顆，牛奶1杯。將雞蛋打散，攪勻。待牛奶（奶粉沖拌也可）煮沸後，倒入雞蛋，滾起即收火。雞蛋和牛奶皆是營養佳品，含有豐富的蛋白質、脂肪、無機鹽和維生素，這些物質可增強睫狀肌的力量和鞏膜的堅韌性。

∞老中醫推薦方∞

增效食療方

雙花決明小米粥

【具體作法】密蒙花、菊花各30克，穀精草、石決明各50克，小米100克，蜂蜜、水各適量。將密蒙花、菊花、穀精草、石決明洗淨共裝入紗布袋中，口紮緊；小米洗淨，置鍋中加入適量水和紗布藥袋，用大火煮沸後加入小米，再煮沸去藥袋，並改用小火煨至米熟軟，加入蜂蜜攪勻即成。1日1次，連食10日為1療程。

【功效】富含多種維生素，具有健脾開胃、清肝明目、疏散風熱之效，適用於目赤腫痛、夜盲及視力減退者食用。

兔肝杞貞湯

【具體作法】兔肝1副，枸杞、女貞子各9克，調味品少許。將枸杞子、女貞子洗淨先煎取藥汁，再用藥汁煮兔肝片，加作料調味即可。吃肝喝湯，日服1次。

【功效】補肝，明目。適用於肝腎陰虛所致的頭暈眼花、夜盲症。

蘿蔔枸杞燉鴨肝

【具體作法】蘿蔔250克，枸杞20克，鴨肝150克，蔥段、薑片各6克，豬油100克，料理酒6CC，低鈉鹽少許，水適量。先將蘿蔔洗淨去皮切成絲煮熟，枸杞洗淨，鴨肝洗淨後用平刀切成薄片，放入開水中汆透。然後將鍋置中火上，放入豬油並加適量水及蔥段、薑片、料理酒、低鈉鹽、蘿蔔絲、枸杞，並改用大火燉製，至汁濃再放入鴨肝，翻炒至熟即起鍋。食肉飲湯，單食或佐餐食用，分1～2次食完。

【功效】具有清肝明目之效，富含維生素A。適於目乾澀、多淚、視物模糊、視力下降者食用。

NOTE

健康養生小百科系列推薦（18K完整版）

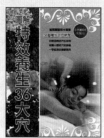

圖解特效養生36大穴
（彩色DVD）300元

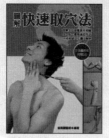

圖解快速取穴法
NT：300（附DVD）

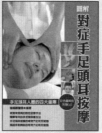

圖解對症手足頭耳按摩
NT：300（附DVD）

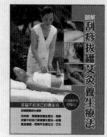

圖解刮痧拔罐艾灸養生療法
NT：300（附DVD）

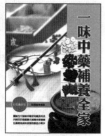

一味中藥補養全家
NT：280

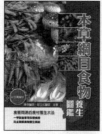

本草綱目食物養生圖鑑
NT：300

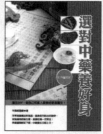

選對中藥養好身
NT：300

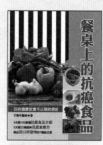

餐桌上的抗癌食品
NT：280

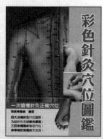

彩色針灸穴位圖鑑
NT：280

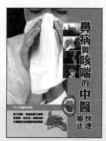

鼻病與咳喘的中醫
快速療法 NT：300

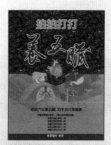

拍拍打打養五臟
NT：300

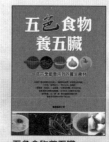

五色食物養五臟
NT：280

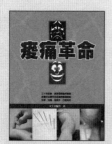

痠痛革命
NT：300

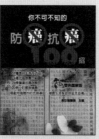

你不可不知的防癌抗癌
100招 NT：300

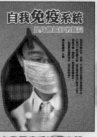

自我免疫系統是身體
最好的醫院 NT：270

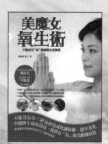

美魔女氧生術
NT：280

一家人健康養生的好幫手

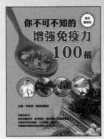

你不可不知的增強免疫力
100招 NT：280

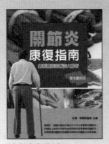

節炎康復指南
NT：270

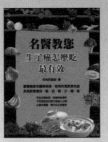

名醫教您：生了癌怎麼吃
最有效 NT：260

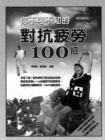

你不可不知的對抗疲勞
100招 NT：280

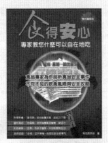

食得安心：專家教您什麼
可以自在地吃 NT：260

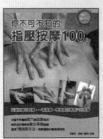

你不可不知的指壓按摩
100招 NT：280

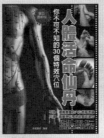

人體活命仙丹：你不可不知
的30個特效穴位 NT：280

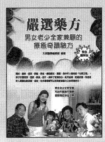

嚴選藥方：男女老少全家兼顧
的療癒奇蹟驗方 NT：280

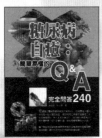

糖尿病自癒：簡單易懂的Q&A
完全問答240 NT：260

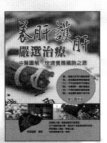

養肝護肝嚴選治療：中醫圖解
快速養護臟腑之源 NT：280

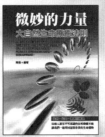

微妙的力量：大自然生命
療癒法則 NT：260

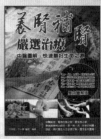

養腎補腎嚴選治療：中醫圖解
快速顧好生命之源 NT：280

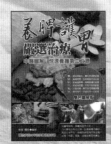

養脾護胃嚴選治療：中醫圖解
快速養護氣血之源 NT：280

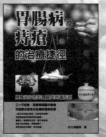

胃腸病及痔瘡的治療捷徑
NT：280

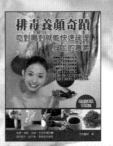

排毒養顏奇蹟：吃對喝對就能快
速梳理身上的毒素 NT：199元

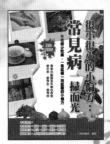

很小很小的小偏方：
常見病一掃而光 NT：260

國家圖書館出版品預行編目資料

很小很小的小偏方：中老人疾病一掃而光 / 土
曉明作. -- 初版. -- 新北市：華志文化, 2016.01
面； 公分. --（健康養生小百科；40）

ISBN 978-986-5636-41-8（平裝）

1.偏方

414.65　　　　　　　　　　　104025743

日華志文化事業有限公司

系列／命理館 A040

書名／很小很小的小偏方：中老人疾病一掃而光

編　　者　土曉明醫師

執行編輯　林雅婷

美術編輯　簡郁庭

封面設計　黃雲華

文字校對　陳麗鳳

企劃執行　康敏才

總　編　輯　黃志中

社　　長　楊凱翔

出　版　者　華志文化事業有限公司

電子信箱　huachihbook@yahoo.com.tw

地　　址　116台北市文山區興隆路四段九十六巷三弄六號四樓

電　　話　02-22341779

印製排版　辰皓國際出版製作有限公司

總經銷商　旭昇圖書有限公司

地　　址　235新北市中和區中山路二段三五二號二樓

電　　話　02-22451480

傳　　真　02-22451479

郵政劃撥　戶名：旭昇圖書有限公司（帳號：12935041）

出版日期　西元二〇一六年一月初版第一刷

售　　價　二六〇元

本書由河北科學技術出版社授權

版權所有　禁止翻印

Printed in Taiwan

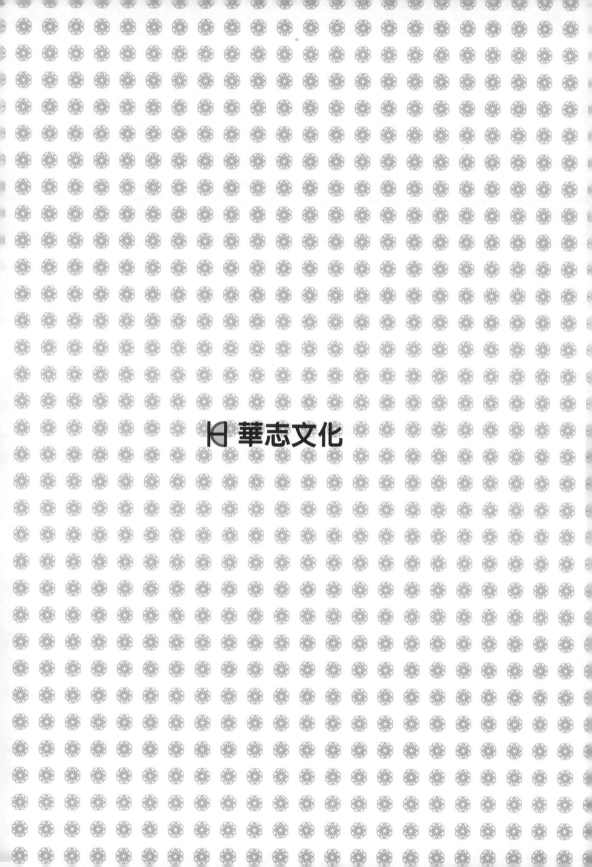
華志文化

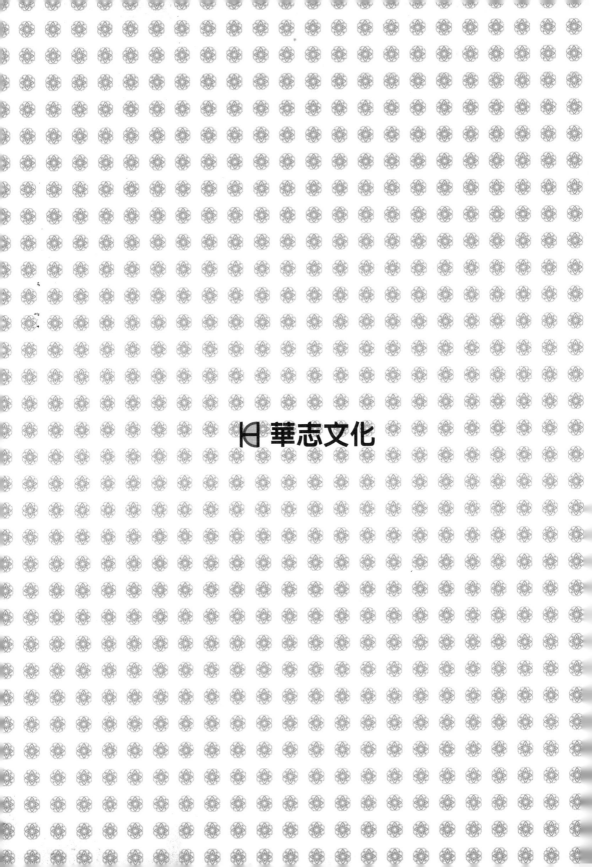

華志文化